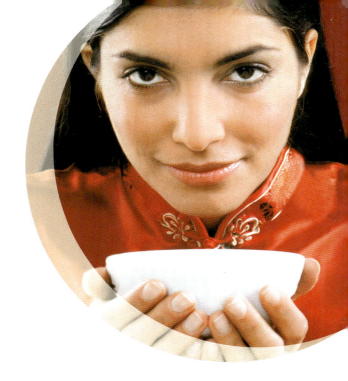

DR. MED. ILSE-MARIA FAHRNOW | JÜRGEN FAHRNOW

Fünf Elemente Ernährung

INHALT

7	Vorwort: Essen Sie sich fit und gesund!
8	**Basics der Fünf-Elemente-Ernährung**
10	Wie die Nahrung heilen kann
10	Westliches versus östliches Menschenbild
11	Was Ihnen dieses Buch bietet
12	**Die TCM und die Ernährung nach den Fünf Elementen**
13	Östliche Medizin etabliert sich im Westen
15	Die Rolle der Ernährung in der TCM
15	Die Lebenskraft Qi
16	Yin und Yang – die polaren Kräfte
28	**Die Fünf Elemente – das lebendige Modell einer vernetzten Welt**
29	Alles steht miteinander in Verbindung
30	Die Ernährung nach den Fünf Elementen
31	Die Fünf Elemente und ihre Entsprechungen
34	Elemente, Organe und Funktionskreise
35	Das Leben als Zyklus
37	Das innere und das äußere Klima
38	Vom »guten Geschmack«
40	**Die Küche als Kosmos**
40	Wie die Fünf Elemente die Energie balancieren
42	Berücksichtigen Sie jedes Element
42	Für Gäste: Yin- und Yang-Akzente setzen
44	Kochen Sie im Zyklus
46	Die innere Haltung entscheidet
48	**Elementeküche – gesund und lecker**
50	**Holz: Jung, frisch und voller Energie**
50	Entsprechungen des Holzelementes

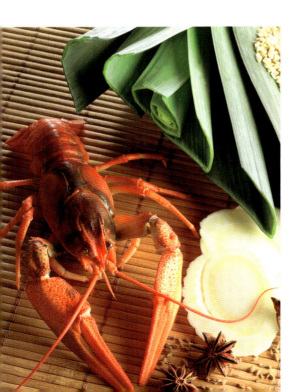

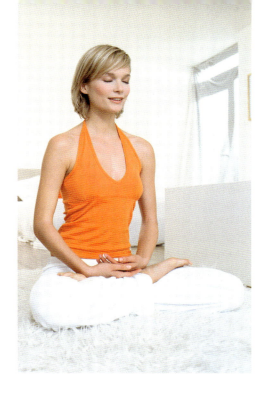

51	Stress für die Leber
53	Energieausgleich im Holzelement
55	Rezepte

61 Feuer: Reinste Herzensfreude
- 61 Entsprechungen des Feuerelementes
- 62 Element der Freude
- 63 Die richtige Nahrung schenkt »Herzensglück«
- 66 Energieausgleich im Feuerelement
- 66 Rezepte

72 Erde: Was uns nährt
- 72 Entsprechungen des Erdelementes
- 73 Ordnung in die Gedanken bringen
- 76 Energieausgleich im Erdelement
- 77 Rezepte

84 Metall: Abschied – Trauer – Loslassen
- 84 Entsprechungen des Metallelementes
- 84 Element der Trauer
- 85 Gefühle erkennen und zulassen
- 87 Energieausgleich im Metallelement
- 89 Rezepte

95 Wasser: Neue Kraft sammeln
- 95 Entsprechungen des Wasserelementes
- 96 Element der Ängstlichkeit
- 96 Die dynamische Geburt
- 100 Energieausgleich im Wasserelement
- 100 Rezepte

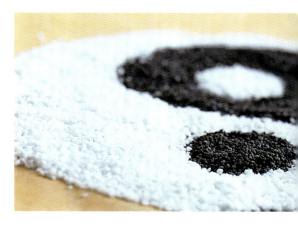

INHALT

106 Leben im Gleichgewicht

108 Die Elemente in Balance bringen
108 Rücken Sie sich selbst in den Mittelpunkt!
109 Jin Shin Jyutsu – die Energie balancieren

110 Das Holzelement unterstützen: Wandeln Sie Wut in Bewegung um
110 Werden Sie körperlich aktiv!
111 Augenpflege
112 Die Leber unterstützen
113 Der Wut Raum geben

115 Das Feuerelement unterstützen: Bringen Sie Freude in Ihr Leben
115 Fördern Sie die Durchblutung!
116 Zungenpflege
116 Den Dünndarm pflegen
117 Lassen Sie das Lachen in Ihr Leben!

119 Das Erdelement unterstützen: Harmonisieren Sie Ihren Geist
119 Die Macht der Gedanken
120 Familienbande entschlüsseln
122 Das Bindegewebe pflegen

125 Das Metallelement unterstützen: Lassen Sie los, nehmen Sie Abschied
125 Kontaktübungen
126 Die Atmung stärken
128 Den Dickdarm unterstützen
130 Abschied und Neubeginn
131 Wärme und Feuchtigkeit

133 Das Wasserelement unterstützen: Entwickeln Sie die Kraft der Vision
133 Die Knochen stärken
133 Schützen Sie Ihre Nieren!
135 Die Ohren schonen
137 Visionen spenden Kraft

141 Pflegen Sie Ihr »Lebenshaus«
141 Der Energie-Zyklus

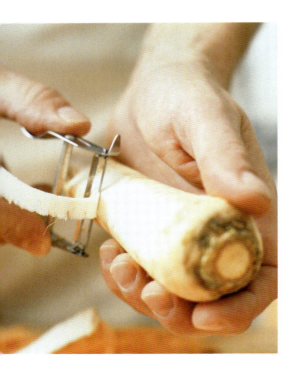

142 Fünf-Elemente-Küche im Alltag

144 Lustvoll Gewicht verlieren
144 Es geht um Ihre Identität!
145 Die Diätenfalle
146 Die Dilts-Pyramide
150 Setzen Sie sich ein Ziel!
152 Schluss mit Kalorienzählen
156 Es kann losgehen!

158 Gesunde Ernährung unterwegs und im Büro
158 Versorgen Sie sich erstklassig!
160 Rezepte

164 Die schnelle Elementeküche für Stressgeplagte
164 Übersäuerung abbauen
166 Rezepte

169 Gerichte, die aufbauen und stärken
169 Wandel kostet Kraft
171 Rezepte

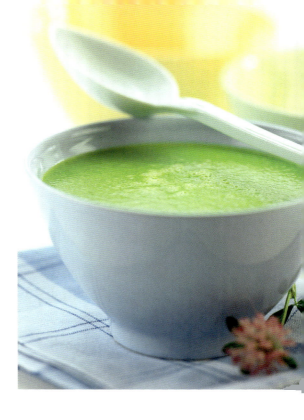

175 Gesund und lecker kochen für Kinder und Jugendliche
176 Die Fünf Elemente im Leben eines Kindes
179 Rezepte

182 Zum Nachschlagen
182 Bücher, die weiterhelfen
183 Adressen, die weiterhelfen
184 Alphabetisches Nahrungsmittelverzeichnis
188 Sachregister
190 Rezeptregister
191 Dank
192 Impressum

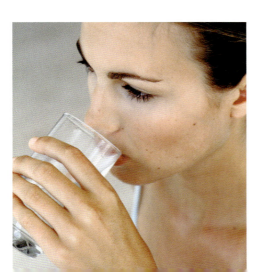

5

VORWORT

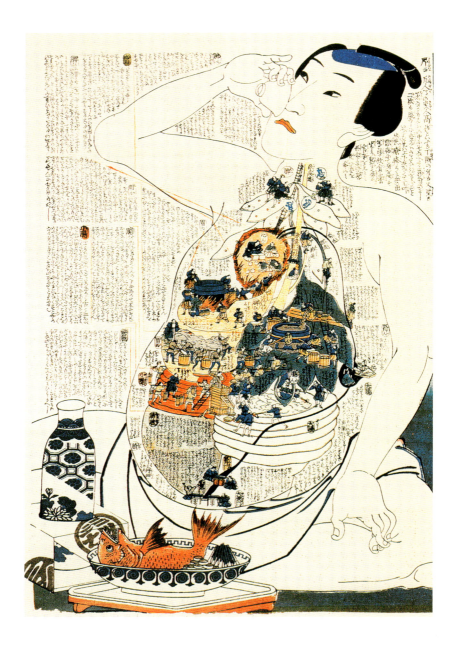

Ein Wort zuvor

Essen Sie sich fit und gesund!

Unsere ersten Kontakte mit der Fünf-Elemente-Ernährung liegen schon einige Jahre zurück. Damals gingen wir mit Lust und Neugierde daran, einige Tipps und Rezepte auszuprobieren. Besonders verblüffend erschienen uns dabei vor allem zwei Aspekte:
> Wir spürten sofort, wie wir durch diese Speisen fitter wurden, uns wohler und vitaler und insgesamt unterstützt fühlten.
> Einige der Ernährungstipps hatten wir instinktiv schon immer praktiziert und sahen uns nun bestätigt.

Neue Entdeckungen und positive Erfahrungen kamen hinzu, und immer wieder erwies sich die jahrtausendealte Lehre aus China als äußerst wirksam. Bei der Ausbildung von Akupunkturärzten und in unseren Seminaren für Laien entstand ein reger Austausch zum Thema »Fünf Elemente«. Dann kam aus den Reihen unserer Kursteilnehmer und Patienten immer häufiger der Wunsch nach einem Buch, das alle unsere Erfahrungen zusammenfasst. Dabei wünschten sie sich besonders zwei Dinge: die Möglichkeit zur raschen Selbsteinschätzung der persönlichen Energieverteilung in den Fünf Elementen sowie Rezepte und Anregungen zur Integration der Fünf-Elemente-Ernährung in den Alltag. Die Antwort auf diese Bitten haben wir 1999 vorgelegt und freuen uns nun, Ihnen die komplett überarbeitete und um einige praxis- und alltagsbezogene Kapitel sowie viele neue Rezepte erweiterte Ausgabe vorlegen zu dürfen. Gleichzeitig danken wir all jenen, die uns mit ihrem Interesse zum Schreiben angeregt und dazu beigetragen haben, unser Wissen zu vertiefen und auf Praxistauglichkeit zu prüfen.
Wir wünschen Ihnen viel Freude und Erfolg beim Entdecken der Fünf-Elemente-Küche – und gute Gesundheit auf allen Ebenen!

Dr. med. Ilse-Maria Fahrnow   **Jürgen Fahrnow**

Basics der Fünf-Elemente-Ernährung

Die Ernährung nach den Fünf Elementen basiert auf den uralten Erkenntnissen der Traditionellen Chinesischen Medizin: Erfahren Sie, was die Lebenskraft Qi, die Kräfte Yin und Yang sowie die Elemente-Zyklen für Ihr persönliches Wohlbefinden bedeuten. Und wie Sie dieses Wissen einsetzen können, um gesund, vital – einfach im Gleichgewicht zu sein.

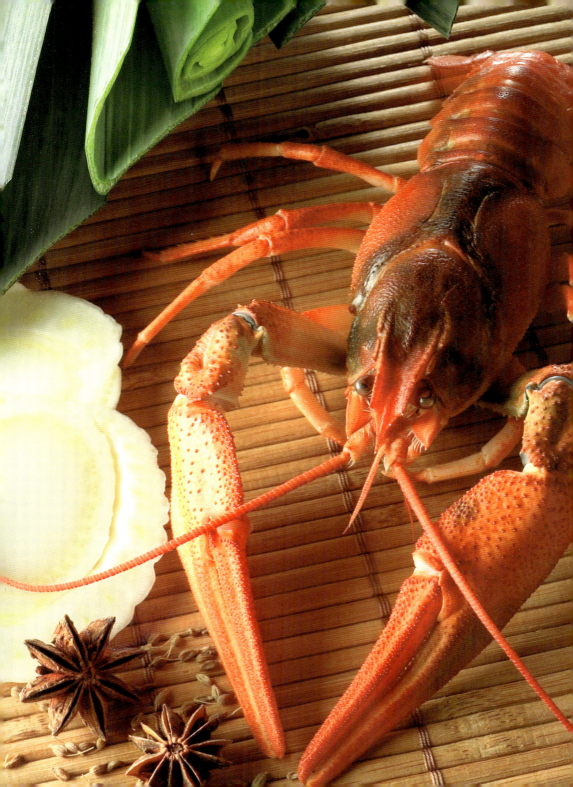

BASICS DER FÜNF-ELEMENTE-ERNÄHRUNG

Wie die Nahrung heilen kann

Wie wichtig hochwertige, Energie spendende Nahrung ist, dringt zunehmend ins Bewusstsein der Menschen. Eine gesunde und ausgewogene Ernährung hat einen nicht unerheblichen Einfluss auf unsere Gesundheit und unser Wohlbefinden. Diese Erkenntnis ist nicht neu, doch sie gewinnt heute wieder zunehmend an Bedeutung.

»Was bitter dem Mund, ist dem Herzen gesund« oder »Sauer macht lustig« – sprichwörtlich ist uns auch hier im Westen vertraut, was in China Teil einer uralten Kultur und Philosophie ist: Tief verwurzelt im Bewusstsein der Chinesen ist die Erfahrung, dass Nahrung nicht nur Leben erhält, sondern auch spezifische Wirkungen entfaltet. So kann die Ernährung viel mehr leisten, als uns nur zu sättigen. Fein abgestimmt geht sie auf die individuellen Bedürfnisse und Lebenssituationen jedes Einzelnen ein: Was ist gut für die junge Frau, die soeben ihr Baby zur Welt gebracht hat? Was benötigt der Mann, der einen vollen Terminplan mit zahlreichen Verpflichtungen hat? Was nährt das Mädchen, das mit hohem Fieber im Bett liegt? Welche Nahrung passt zur aktuellen Jahreszeit? Genau das bietet Ihnen die Fünf-Elemente-Ernährung: Ihre Nahrung zu Ihrem Heilmittel zu machen, also sich so zu ernähren, wie es Ihren Körper, Ihren Geist und Ihre Seele in jeder Lebenslage unterstützt.

> »Das Essen ist für das Volk der Himmel«, sagt ein altes chinesisches Sprichwort.

Westliches versus östliches Menschenbild

Westliche Ernährungslehren basieren auf einem mechanischen Modell vom Menschen. Die zentrale Frage lautet hier: »Welche Stoffe braucht der Mensch, um zu funktionieren?« Ihm werden Nahrungsmittel empfohlen, welche die entsprechenden Stoffe enthalten. Doch häufig zeitigt eine solche Ernährungsweise nicht die gewünschten Erfolge.

Die Traditionelle Chinesische Medizin (TCM) stellt dem eine energetische Sichtweise gegenüber. Im Mittelpunkt stehen hier alle Ebenen des menschlichen Seins in ihren energetischen Wechselbeziehungen. Nahrung wird danach beurteilt, wie sie Energien aktivieren, erhalten und erneuern kann. Die Nutzung der Nahrungsenergie wiederum hängt vom funktionell-energetischen Zustand des Organismus ab. Nahrung kann ihre Wirkung nur dann voll entfalten, wenn der Körper fähig ist, sie aufzuschließen und zu verwerten. Wichtig sind also die Energie der Nahrung und die Fähigkeit des Organismus, diese zu nutzen. Die chinesische Diätetik berücksichtigt beides; die Ernährung richtet sich nach der individuellen Konstitution sowie momentanen Stärken und Schwächen.

Was Ihnen dieses Buch bietet

Harmonisches Gleichgewicht in allen Lebensbereichen: Das ist das Ziel der Fünf-Elemente-Ernährung. Dabei gibt es kein Patentrezept, sondern jeder muss für sich herausfinden, was er gerade am meisten braucht. Die Fragebögen in den folgenden Kapiteln werden Ihnen dabei helfen, Ihr aktuelles »Fünf-Elemente-Profil« zu ermitteln. Anhand der jeweiligen Testergebnisse können Sie dann den für Sie optimalen Ernährungsplan zusammenstellen. Ein zusätzliches wichtiges Instrumentarium bildet die Tabelle in der vorderen Innenklappe des Buches. Hier finden Sie zahlreiche körperliche und emotionale Beschwerden bzw. Probleme aufgelistet, die auf Disharmonien in bestimmten Elementen hinweisen.
Um die Wirkungsweise der Fünf-Elemente-Ernährung zu verstehen, ist es notwendig, einige der grundlegenden Gedanken der TCM kennen zu lernen. Dazu gehören vor allem die Lebenskraft Qi, die polaren Kräfte Yin und Yang sowie – natürlich! – die Philosophie der Fünf Elemente. Über diese Begriffe und Zusammenhänge erfahren Sie mehr auf den folgenden Seiten dieses Kapitels.
Im zweiten Kapitel finden Sie die notwendigen praktischen Anleitungen und viele leckere Rezepte, um die Fünf-Elemente-Ernährung Schritt für Schritt umzusetzen und in Ihr Leben zu integrieren. Kapitel 3 bietet Ihnen Möglichkeiten, Ihr Elemente-Gleichgewicht auch auf anderen Ebenen zu fördern und körperlich, seelisch und mental in Balance zu kommen – zum Beispiel durch Massagen oder Phantasiereisen. Das vierte Kapitel serviert Ihnen gezielte Tipps und schmackhafte Rezepte für verschiedenste Alltagssituationen. Dazu gehören Fünf-Elemente-Rezepte für Gestresste, für Kinder und für Menschen in der Rekonvaleszenz, Ernährungshinweise für unterwegs sowie zum Abnehmen.

> **Wenn Sie Ihre Gesundheit stärken möchten, können Sie in den folgenden Kapiteln mit Hilfe kleiner Tests herausfinden, wie die Energieverteilung in Ihren Elementen aussieht.**

BASICS DER FÜNF-ELEMENTE-ERNÄHRUNG

Die TCM und die Ernährung nach den Fünf Elementen

Ein traditionsreiches Gesundheitssystem aus dem Osten hat den Weg nach Westen gefunden. Die TCM, die Traditionelle Chinesische Medizin, gründet sich auf uralte philosophische Betrachtungen, die immer schon Hand in Hand mit praktischer Anwendung gingen – unter anderem auf dem Gebiet der Ernährung.

Heilkundige und Mediziner pflegen in China seit Jahrtausenden eine tief gehende und vielschichtige Auseinandersetzung mit dem Leben an sich. Welchen Platz nimmt der Mensch im Universum ein? Wie erschaffen die Kräfte von Himmel und Erde das Lebendige? Wie entsteht lebendig bewegtes Gleichgewicht, und was stört diese fließende Harmonie? Wie kann ich das aus der Ordnung gefallene Gleichgewicht ohne Anwendung von Gewalt oder Unterdrückung wieder zurückregulieren, so dass neue Ordnung entsteht – und damit auch das, was wir »Gesundheit« nennen? Diese und andere Grundsatzfragen bilden den Kern chinesischer Medizin-Tradition. Der Mensch erscheint eingebunden in ein größeres Ganzes, das ihn beeinflusst und manchmal lenkt. Weil das Leben nichts Stati-

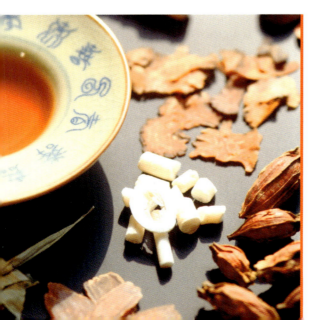

Chinesische Pflanzenheilkundige setzen die Energie der Heilpflanzen ein, um den Menschen wieder ins Gleichgewicht zu bringen. Denn das ist Krankheit aus Sicht der TCM: eine energetische Dysbalance, die durch gezielte energetische Anreize wieder in Harmonie kommen kann.

> ## Fünf Schritte zum Gleichgewicht
>
> In der TCM gehören grundsätzlich fünf Schritte zu einem gut gewählten Therapieplan:
> - Pflanzenarznei für innere Krankheitsprozesse
> - ein Diätplan, der mit der Pflanzenarznei harmonisch zusammenwirkt (auch »normale« Nahrungspflanzen können wie Heilpflanzen wirken und sollten sorgfältig ausgewählt werden)
> - Akupunktur für schmerzhafte Energieblockaden und einen stagnierten Energiefluss
> - Bewegungsübungen, die Stagnation und Blockaden lösen, zum Beispiel Taiji Quan oder Qigong
> - Massagen (Tuina) zur Entspannung und Energiesammlung sowie um Blockaden aufzulösen
>
> Gesundwerden bedeutet also viel mehr als das Verschwinden unliebsamer oder gefährlicher Symptome. Gesund sind Sie – im Sinne der TCM –, wenn alle Ihre Energien harmonisch fließend in Balance sind.

sches zulässt – Stagnation ist eine Vorstufe zum Lebensende – gibt es im Rahmen der TCM ebenso viele Empfehlungen wie Menschen und Situationen. Was brauche ich jetzt? Welche Nahrung unterstützt mich heute?

Östliche Medizin etabliert sich im Westen

Nachdem in den 50er Jahren des letzten Jahrhunderts westliche Ärzte erste Studien zur TCM aus Asien mitbrachten, erfuhren die traditionell chinesischen Behandlungsmethoden seit den 70ern einen kontinuierlichen Aufschwung und wachsende Verbreitung. Vor allem die Akupunktur als Teil der TCM hat sich so weit etabliert, dass man in den Industrienationen beinahe von einem diesbezüglichen Allgemeinwissen ausgehen kann. Weniger bekannt ist dagegen, dass die TCM sich des Menschen immer möglichst umfassend annimmt. Die Akupunktur bildet dabei nur einen Ausschnitt aus dem jeweils maßgeschneiderten Behandlungsplan.

BASICS DER FÜNF-ELEMENTE-ERNÄHRUNG

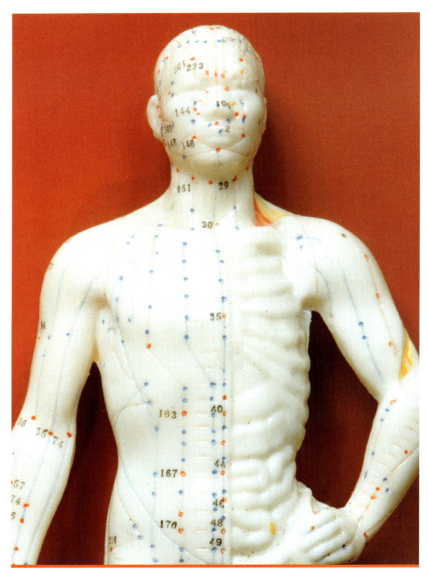

Die Akupunktur ist – wie die Diätetik – eine wichtige Säule der Traditionellen Chinesischen Medizin. Die Akupunkturpunkte liegen auf den Meridianen, den Leitbahnen, die wie ein Netz den Körper überziehen.

Die Rolle der Ernährung in der TCM

Im Behandlungsplan, welchen der TCM-Arzt für seinen Patienten ausarbeitet, spielt die richtige Ernährung immer eine zentrale Rolle. Die Nahrung sollte Tag für Tag so gewählt und zubereitet werden, dass Körper, Geist und Seele auf allen Ebenen angemessen versorgt sind. Ist Ihre Energie (wieder) im Gleichgewicht, regeneriert sich Ihr Organismus selbstständig. Erst, wenn Sie Aspekte Ihres Lebens nicht genügend berücksichtigen, entsteht Krankheit.
Höchstes Ziel der TCM ist es daher, die Entstehung von Krankheit möglichst zu vermeiden – also präventiv zu (be-)handeln. Natürlich ist jedoch auch und gerade im Krankheitsfall die passende, unterstützende Ernährung von elementarer Bedeutung und kann entscheidend zum Heilungsprozess beitragen – einerlei, ob sie Ihnen von einem westlich oder östlich orientierten Arzt oder Heilpraktiker verordnet wurde.

Die Lebenskraft Qi

Beginnen wir zum Verständnis der TCM und damit auch der Fünf-Elemente-Ernährung mit der Lebenskraft Qi. Das chinesische Wort Qi lässt sich am ehesten mit unserer modernen Vorstellung von Energie verbinden. Der Begriff Qi (ausgesprochen »tschi«) ist nur annäherungsweise zu übersetzen. Er meint die schöpferische Kraft, die Lebenskraft, die als energiegeladener Funke bei der Begegnung der polaren Kräfte Yin und Yang, den gegensätzlichen Energien alles Lebendigen, entsteht. Qi hält das Universum in Bewegung, es lässt die Elemente miteinander tanzen und fließt durch unseren Körper. Wir spüren es zum Beispiel, wenn wir zufrieden und entspannt im Warmen sitzen, als behagliches Rieseln im Körper. Akupunkturärzte stimulieren das Qi, damit es harmonisch durch die Leitbahnen (Meridiane) im Körper fließt. Schmerz bedeutet eine Stagnation des harmonischen Qi-Flusses, die mit Hilfe von Akupunkturnadeln aufgelöst werden kann.
Der Begriff Qi taucht in verschiedenen Zusammenhängen auf: »Qigong« bedeutet beispielsweise so viel wie »Arbeit am Qi« und bezeichnet Übungen, bei denen das Qi mit Bewegungen, Atemtechniken und Visualisierungen gestärkt wird.

> Führen Sie sich Qi, also neue Lebenskraft, zu, indem Sie sich bewusst und ausgewogen ernähren – mit Hilfe der Fünf-Elemente-Lehre.

Geschenk der Schöpfung

Das ist das Geheimnis des Lebens: Mit der Vereinigung von Ei- und Samenzelle entsteht der Funke, der dynamisch zur Entwicklung drängt. In schier unglaublicher Geschwindigkeit teilt sich Zelle um Zelle, und schon wenige Tage nach diesem persönlichen »Urknall« beginnen sich Formen auszubilden: Ein neues Lebewesen entwickelt sich. Mit der Dynamik des Qi, der Lebenskraft des elterlichen Erbes, entfaltet sich das noch ungeborene Individuum.

Nach chinesischer Lehre erhalten wir bei unserer Zeugung eine bestimmte Menge Qi als Lebensgeschenk von der Schöpfung. Diese kostbare Erbenergie wird in unseren Nieren gespeichert. Zeugen wir selbst neues Leben, so geben wir aus chinesischer Sicht diese »Nierenenergie« an unsere Nachkommen weiter. Von Generation zu Generation fließt das Qi so durch immer neue Lebenszyklen.

Die in den Nieren gespeicherte Erbenergie ist unser Kraftpotenzial, das ein Leben lang behütet und sorgsam verwaltet sein will. Mit jedem Tag unseres Lebens verbrauchen wir eine kleine Menge davon – bis es zum Lebensende hin immer weniger wird und sich eines Tages erschöpft. Doch wir haben zwei Möglichkeiten, Qi immer wieder hinzuzugewinnen: durch Atmung und Nahrung. Sowohl saubere, unbelastete Luft als auch eine ausgewogene, gesunde Ernährung können uns Qi zuführen – und somit unser Leben verlängern.

Atemübungen, Massagen oder Qigong sammeln und stärken das Qi. Jeder Mensch hat so die Möglichkeit, seine Gesundheit günstig zu beeinflussen. Wenn Sie darüber hinaus Ihre Nahrung nach der Fünf-Elemente-Lehre zubereiten, können Sie das Qi in allen Organen und Funktionskreisen (= Elementen) Ihres Körpers spürbar steigern. Ein energetisch ausgewogenes Mahl macht Sie fit und zufrieden und nährt Ihre Organe ebenso wie das allgemeine Wohlbefinden.

Yin und Yang – die polaren Kräfte

Jedes Ding hat zwei Seiten – alles Lebendige ist aus polaren Kräften aufgebaut. So wie die Vereinigung von Ei- und Samenzelle neues Leben spendet, so erschafft das immer währende Wechselspiel der gegensätzlichen Kräfte Yin und Yang die bunte Vielfalt lebendiger Seinsformen.

Das Symbol von Yin und Yang gehört zu den am häufigsten kopierten. In der Philosophie des Daoismus (6. Jahrhundert v. Chr.) wird die große Schöpferkraft als »Dao« bezeichnet. Das Dao ist das unaussprechliche, nicht in Worte fassbare, hinter allen sichtbaren Dingen wirkende kosmische Prinzip. Wird diese Kraft schöpferisch aktiv und wirkt in der Welt, so spaltet sie sich in die polaren Kräfte. Bei der Begegnung von Yin und Yang entsteht neues Leben: Der schöpferische Zyklus beginnt – denn auch das neue Leben enthält die polaren Qualitäten Yin und Yang.

Der Weg (Dao) schuf die Einheit
Einheit schuf Zweiheit
Zweiheit schuf Dreiheit
Dreiheit schuf die zehntausend Wesen
Die zehntausend Wesen
tragen das dunkle Yin auf dem Rücken
das lichte Yang in den Armen
Der Atem (Qi) des Leeren macht ihren Einklang

»Daodejing«, Vers 42

Alle Erscheinungen in der Welt beinhalten einen Yin- und einen Yang-Anteil. Und diese Teile können wiederum in Yin und Yang aufgespalten werden, bis man schließlich zur kleinsten polaren Einheit gelangt.
Aus der traditionellen Sicht entspricht Yin der Materie bzw. der Struktur und Yang der Energie oder dem geistigen Prinzip. Der Übergang vom geistigen zum materiellen Prinzip wird in den Weisheitslehren aller großen Kulturen dargestellt. »Das Wort ward Fleisch« heißt es beispielsweise in der christlichen Tradition.

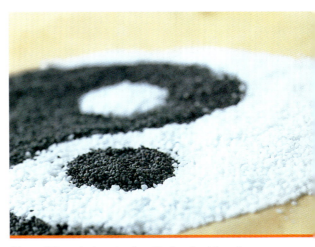

Yin und Yang sind zwei polare Kräfte, die sich auf der einen Seite verdrängen, auf der anderen Seite aber voneinander abhängen und sich beeinflussen.

BASICS DER FÜNF-ELEMENTE-ERNÄHRUNG

Die moderne Physik beschreibt dieselben Phänomene mit anderen Worten: Immer kleinere polare Teilchen werden gefunden, die miteinander interagieren und die Bausteine der Materie bilden. Albert Einstein entdeckte, dass Materie und Energie im Grunde eins sind und lediglich ihre Erscheinungsformen wechseln. Anders ausgedrückt: Es hängt von der Betrachtungsweise ab, wie ich die Dinge sehe. Ebenso bedingen sich Yin und Yang und gehen ineinander über.

Kühl und heiß, feucht und trocken, dunkel und hell

Die klassischen chinesischen Texte vergleichen die Kräfte des Yin und Yang mit einem Berg, der teils im Schatten, teils in der Sonne liegt. Die Schattenseite des Berges ist kühl, feucht und dunkel und gehört zum Yin. Die Sonnenseite ist heiß, trocken und hell und gehört zum Yang. Menschen, denen oft kalt ist und die ein großes Wärmebedürfnis haben, sind energetisch im Yin-Zustand – sie sehnen sich nach der Sonnenseite des Lebens, verbringen ihren Urlaub gern im wärmeren Süden und fühlen sich in trockenen Klimazonen wohl. Hitzige Naturen sind dagegen

Yin- und Yang-Entsprechungen

Yin	Yang
kalt	heiß
feucht	trocken
dunkel	hell
materiell	energetisch
innen	außen
Körpervorderseite	Körperrückseite
Speicherorgane (Leber, Herz, Milz, Bauchspeicheldrüse, Lunge, Nieren)	Hohlorgane (Gallenblase, Dünndarm, Magen, Dickdarm, Harnblase)
passiv	aktiv
Erde	Himmel
unten	oben

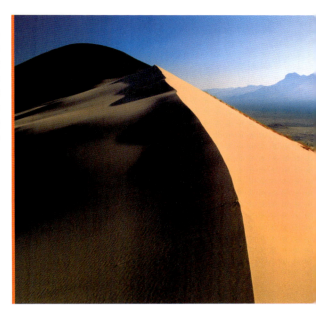

Vorder- und Rückseite, Schatten und Licht, dunkel und hell: Das Prinzip der polaren Kräfte Yin und Yang spiegelt sich überall in der Natur, wie hier im Beispiel der Kuppe eines Berges, die teils in der Sonne, teils im Schatten liegt.

Yang-betont: Ihnen bekommen ein schattiges Plätzchen und feuchte Erfrischungen gut. Krankheiten, die mit viel Hitze einhergehen, zeigen einen Yang-Überschuss an. Kalter Schweiß dagegen verweist auf einen Yin-Überschuss (Kühle und Feuchtigkeit).

Kühlende, feuchte Lebensmittel schenken unserem Körper die notwendige Yin-Energie, und trockene, erwärmende Lebensmittel versorgen uns mit Yang-Energie. Menschen, die viel frieren und meist erschöpft sind, benötigen mehr Yang in ihrer Nahrung. Hitzige Naturen, die zu Überaktivität neigen, können sich hingegen mit Yin-betonter Nahrung erfrischen. Jedes Lebensmittel übt eine bestimmte Wirkung auf den Körper aus. Bitte testen Sie selbst: Fühlen Sie sich erfrischt und kühl nach Ihrer Mahlzeit? Dann hatte diese Yin-Qualität. Oder sind Sie aufgewärmt und gut durchblutet? Dann spendete Ihnen die Speise Yang-Energie.

Durch die Art und Weise, wie wir unsere Nahrung zubereiten – indem wir sie erwärmen und trocknen oder abkühlen lassen und befeuchten –, können wir zusätzlich auf ihren Yin- oder Yang-Gehalt Einfluss nehmen. Im folgenden Abschnitt erfahren Sie, welche Energie bei Ihnen unterstützt werden sollte und wie Sie dies erreichen können.

Test: Bin ich ein Yin- oder ein Yang-Typ?

Sind Sie ein Yin-, ein Yang-Typ oder energetisch ausgewogen? Über den Speiseplan können Sie Ihre Energie regulieren. Das beigefügte Poster zeigt Ihnen, ob ein Lebensmittel eher Yin oder Yang unterstützt. Ziel ist, die polaren Kräfte ins Gleichgewicht zu bringen. Notieren Sie bitte jeweils den Buchstaben hinter den Aussagen, die zurzeit auf Sie zutreffen.

> Mir ist oft heiß und ich schwitze viel.   A
> Mir ist oft kalt; ich brauche immer eine Hülle mehr als andere.   I
> Schmerz fühlt sich bei mir meist heftig pulsierend an.   A
> Druck an der Schmerzstelle ist mir unangenehm.   A
> Bei Schmerzen verschafft mir Druck Erleichterung.   I
> Ich spreche meist laut und kraftvoll.   A
> Auch nach ausgiebigem Schlaf bin ich noch müde.   I
> Freunde bezeichnen mich als Hitzkopf.   A
> Ich neige zu trockener Haut und trockener Schleimhaut.   A
> Ich neige zu Schwellungen und Stauungen in Beinen und Füßen.   I
> Wenn ich schwitze, ist mir kalt.   I
> Ich fühle mich häufig ausgelaugt und erschöpft.   I
> Ich liebe Sport und brauche Bewegung.   A
> Krankheiten beginnen bei mir schleichend und schleppen sich über längere Zeit hin.   I

Auswertung

Jedes A ergibt einen Punkt auf Ihrer Yang-Seite und jedes I einen Punkt auf der Yin-Seite. Yin oder Yang – wo liegt Ihr Schwerpunkt?
Im Folgenden erfahren Sie, wie Sie Yin und Yang durch die Nahrungszubereitung stärken können. Ihr Testergebnis wird sich mit einem ausgleichenden Speiseplan bald verändern und in der Mitte einpendeln. Haben Sie die Balance erst erreicht, können Sie wieder von allen Speisen essen. Manche Menschen neigen aufgrund ihrer Konstitution und Lebensgeschichte über lange Zeiträume zu einer Yin- oder Yang-Betonung. Lange oder chronische Krankheit bringt zum Beispiel oft einen Yin-Überschuss mit sich. Bitte wählen Sie Ihre Nahrung so, dass Sie sich energetisch im Gleichgewicht fühlen. Dies erkennen Sie an einer angenehmen Körpertemperatur und einer wachen Entspanntheit. Falls nötig, sollten Sie den folgenden Nahrungsempfehlungen auch über längere Zeiträume folgen.

Ernährungstipps für den Yin-Typ

Als Yin-Typ
> leiden Sie oft unter Kältegefühlen bzw. kalten Händen und Füßen
> bevorzugen Sie warme Klimazonen und Jahreszeiten
> fühlen Sie sich nach einer heißen Suppe oder einer Tasse Tee gestärkt
> leiden Sie – besonders als Frau – oft unter schweren Beinen und Stauungen in den Füßen
> fühlen Sie sich allgemein eher müde, lustlos, schlapp und nie richtig ausgeschlafen

Bevorzugen Sie gekochte Nahrungsmittel

Über einen Yang-betonten Speiseplan verändern Sie Ihren Yin-lastigen Zustand oft schon in wenigen Tagen. Und das geht so: Alles Rohe fordert von unserem Organismus eine hohe Wärmeleistung, um es verdaubar zu machen. Rohes Obst und Gemüse mit Zimmertemperatur (etwa 20 °C) müssen vom Körper zunächst auf seine »Betriebstemperatur« (37 °C) erwärmt werden, um den wertvollen Inhalt der Nahrung zu erschließen. Um dem Körper diese Arbeit zu erleichtern, dünsten Sie Obst und Gemüse vor dem Verzehr am besten kurz an, und rösten Sie Getreide vor dem Kochen einige Minuten ohne Fett: Ihr Körper dankt Ihnen die geleistete Vorarbeit durch mehr Aktivität, Wärme und Wohlbehagen.

Rohkost-Fans können ihre Nahrung mit etwas Butter kurz (3–4 Min.) bei mittlerer Hitze in die Pfanne geben. Der Großteil der wertvollen Pflanzenanteile bleibt dabei erhalten. Gleichzeitig unterstützen Sie durch das Erwärmen Ihren Körper bei seiner Arbeit und können so leicht Ihr Yang aufbauen. Je heißer es draußen ist, umso eher können Sie aber auch als Yin-betonter Typ eine rohe Obst- oder Salatmahlzeit vertragen. Denn klimatische Hitze verschiebt Ihre Energieverteilung ganz automatisch in Richtung Yang.

Erkennen Sie, wie Yin und Yang in Ihnen wirken: Beißen Sie einmal an einem kühlen Tag in eine Chilischote. Sie wird Ihnen die Röte ins Gesicht treiben und Sie von ihrer heißen Qualität überzeugen.

Viele Menschen in europäischen Breitengraden essen instinktiv – und aufgrund des saisonalen Angebots – im Sommer frisches Obst und im Winter Kompott. Aus Sicht der Fünf-Elemente-Lehre können sie dazu nur beglückwünscht werden. Ihr Körper weist den Weg, und sie verstehen es, ihm zu folgen.

BASICS DER FÜNF-ELEMENTE-ERNÄHRUNG

Zerkleinern Sie Ihre Nahrung vor der Zubereitung

Um ein kaum zerteiltes oder nur wenig gekautes Stück Gemüse oder Fleisch zu verarbeiten, muss Ihr Körper zunächst eine enorme Anzahl von Hilfsstoffen produzieren: Verdauungssäfte, Enzyme und spezielle chemische Verbindungen wie Insulin machen sich an die Arbeit und zerkleinern die Nahrungsbrocken. Wunderbar, dass unser Körper all dies leisten kann – aber Leistung kostet Energie. Nehmen wir kaum zerkleinerte Nahrung zu uns, so führt dies wegen des hohen Energieaufwands zu Müdigkeit und Erschöpfung. Helfen Sie Ihrem Körper, indem Sie Gemüse in Stifte oder Scheiben schneiden und es kurz andünsten.

Trinken Sie regelmäßig eine Tasse heiße Brühe

Heiße Brühe gilt als geeignete Kost für Kranke und Erholungsbedürftige. Aus chinesischer Sicht speichert eine lang gekochte Brühe all die Wärme, die ihr während des Kochens zugeführt wurde. Sie enthält also reichlich Yang-Energie und gleicht damit einen Yin-Überschuss aus.

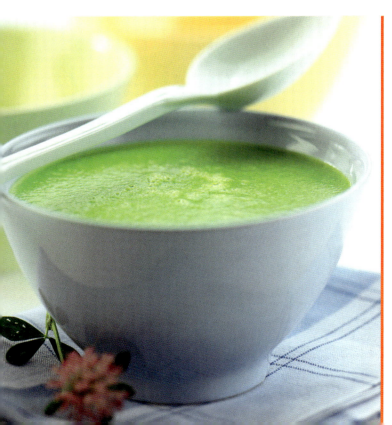

Lassen Sie als Yin-Typ eine Suppe lange köcheln, und essen Sie sie möglichst heiß. Alles, was einer Speise Feuchtigkeit entzieht und Hitze zuführt, »yangisiert« Ihre Nahrung. Fügen Sie außerdem wärmende Zutaten wie Ingwer, Curry, Anis, Zitronengras oder Zimt hinzu.

Trinken Sie reichlich heißes, süßgekochtes Wasser

Wasser ist unser Lebenselixier. Viele Beschwerden bessern sich allein durch ausreichenden Wassergenuss (beispielsweise trockene Haut und Schleimhaut, Verstopfung, Müdigkeit, Konzentrationsmangel, Kopfschmerzen). Unser Körper benötigt Wasser dringend für die Zellentgiftung und harmonische Nervenfunktionen. Gemeint ist das frische, reine Quellwasser ohne größere Mineralanteile. Steht Ihnen dies nicht zur Verfügung, können Sie Leitungswasser abkochen – eine in China alltägliche Gewohnheit. Nach etwa 15 Minuten bildet sich auf dem Topfboden ein weißes Pulver: die ausgefällten Kalziumverbindungen. Das Wasser schmeckt jetzt süß, es belebt und wärmt.

Yin-Typen sollten das gekochte Wasser über den Tag verteilt heiß aus der Thermoskanne trinken. Alle anderen können es auch abgekühlt genießen. Als Yin-Typ profitieren Sie spürbar von heißem, gekochtem Wasser: Sie empfinden, wenn Sie es regelmäßig trinken, angenehme körperliche Wärme, können sich besser konzentrieren und fühlen sich insgesamt fit. Müdigkeit und Erschöpfung verschwinden. Da das Wasser die Zirkulation des Qi unterstützt, regt es den Organismus auch dazu an, eingelagerte Gewebeflüssigkeit auszuscheiden.

Um Ihren Körper gut mit Flüssigkeit zu versorgen, sollten Sie zwei bis drei Liter Wasser täglich trinken. Eine Ausnahme bilden hier lediglich schwer Nierenkranke, die bitte den Empfehlungen ihres Arztes folgen. Vorsichtig sollten Sie mit Kaffee, Tee und Alkohol sein, denn diese Genussmittel regen den Harnfluss an und wirken daher austrocknend.

»Yangisieren« Sie Ihren Speiseplan

Als Yin-Typ stärken Sie Ihre Gesundheit, indem Sie Yang-betonte Nahrung zu sich nehmen. Bitte überprüfen Sie anhand der Tests im zweiten Kapitel, welches Ihrer Elemente einen Energiemangel aufweist. Wählen Sie für dieses Element Nahrung der Yang-Seite: warm und (ein wenig) heiß. Essen Sie, so viel Sie möchten, neutrale Nahrungsmittel, und vermeiden Sie weitgehend Lebensmittel der Yin-Seiten, nämlich kühle und kalte. (Das beigefügte Poster erleichtert Ihnen hier die Auswahl.)

Falls Sie dennoch gern Lebensmittel der Yin-Seite essen möchten, können Sie diese yangisieren: Alles, was der Nahrung Feuchtigkeit entzieht und Hitze zuführt – Eindampfen oder Trocknen bzw. Anbraten, Dünsten, Kochen, Grillen –, ist hierzu geeignet.

Ernährungstipps für den Yang-Typ

Als Yang-Typ
- ist Ihnen rasch zu heiß
- bevorzugen Sie kühle Klimazonen und die kühleren Jahreszeiten
- lieben Sie frische und kühle Speisen und erfrischende Getränke
- stauen sich Ihre heftigen Gefühle manchmal so, dass Sie sich körperlich belastet fühlen

Ihren Yang-Überschuss können Sie innerhalb kurzer Zeit durch Yin-betonte Speisen ins Gleichgewicht bringen. Das funktioniert so:

Achten Sie auf Flüssigkeit in Ihren Speisen

Ihre gekochten Speisen sollten flüssige Anteile haben und so kurz wie möglich auf dem Herd stehen. Obst und Gemüse enthält viel natürliche Feuchtigkeit, die bei kurzen Garzeiten erhalten bleibt. Trockene Nahrungsbestandteile können durch den Zusatz von Saft oder Wasser mehr Yin-Energie spenden. Eintopfgerichte mit kurzen Garzeiten fördern das Yin und dämpfen das Yang. Und einige kurz gedünstete, noch knackige Gemüsestückchen verleihen dem Ganzen eine erfrischende Note.

Lieber Fisch als Fleisch

Fleischkonsum spendet heiße Yang-Energie. Als Yang-Typ sollten Sie sich daher statt für Rind-, Schweine- oder anderes Fleisch öfter für ein Stück Fisch als Eiweißlieferant entscheiden. Wenn Sie den Fisch in etwas Flüssigkeit (zum Beispiel Fischfond) dünsten, verstärken Sie darüber hinaus die Yin-Anteile. Gegrillte und scharf gebratene Speisen sollten Sie selten wählen und mit genügend flüssigen, erfrischenden Beigaben kombinieren. Ein wenig kühlendes Obst (etwa Melone) oder eine Schüssel frischer Saisonsalat ergänzen das Yang auf Ihrem Teller mit dem nötigen Yin-Anteil. Oder mögen Sie ein fruchtig-erfrischendes Sorbet als Zwischengang, vielleicht in Kombination mit kühlenden Kräutern, wie einem Blatt frischer Minze? Auch damit sorgen Sie für genügend Yin in Ihrem Essen.

Nutzen Sie Kräuter und Gewürze als Balance-Helfer

Kühlende Kräuter, wie beispielsweise Minze oder Dill, können »heiße« Lebensmittel »abkühlen«. Schärfe verteilt die Energien und löst Blocka-

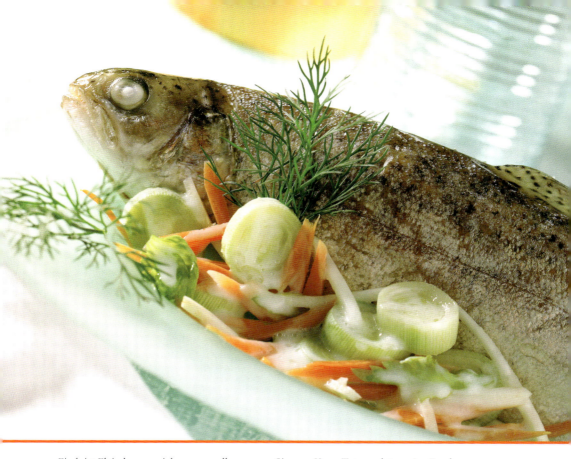

Fisch ist Fleisch vorzuziehen – vor allem, wenn Sie zum Yang-Typus gehören. Im Fond zubereitet, spendet er noch mehr Yin-Energie.

den im Organismus. Fühlen Sie in sich einen Hitzestau, so kann ein wenig Schärfe Zerstreuung und Entspannung bewirken. Eine kühlende Zutat aus dem Kräutergarten (siehe Nahrungstabelle ab Seite 184 und beiliegendes Poster) wirkt ausgleichend und fördert das Wohlbefinden.

Seien Sie zurückhaltend bei Genussmitteln

Leider gehören alle Genussmittel (Kaffee, Tee, Alkohol, Tabak) dem Yang an und wirken austrocknend. Als Yang-Typ sollten Sie möglichst wenig dieser Genussmittel zu sich nehmen und außerdem genügend frisches Wasser trinken (bzw. gekochtes Wasser, siehe »Ernährungstipps für den Yin-Typ«, Seite 23). Im Unterschied zum Yin-Typ wird Ihnen das Wasser abgekühlt, ja vielleicht sogar gekühlt gut tun.

Trockene, leichte Weißweine haben nur einen geringen Alkoholgehalt und wirken kühlend. Sie zerstreuen darüber hinaus blockierte Energie im Organismus und helfen, Stauungen zu lösen. Als Ergänzung zu Ihrem Speiseplan balancieren sie Ihr Yang aus. Je nach Geschlecht, Konstitution und Körpergewicht ist der menschliche Körper unterschiedlich gut in der Lage, Alkohol abzubauen. Die durchschnittliche Empfehlung für Ihren Tageskonsum an Wein von mittlerem Alkoholgehalt (10 Volumenprozent) liegt bei etwa 0,4 Litern für Männer und 0,3 Litern für Frauen. Bitte achten Sie auch auf Ihr Körpergefühl, das Ihnen vermittelt, wie viel Sie vertragen bzw. wie viel Ihnen gut tut.

»Yinisieren« Sie Ihren Speiseplan

Als Yang-Typ brauchen Sie Yin-betonte Nahrung, um ins Gleichgewicht zu kommen. Bitte überprüfen Sie anhand der Tests im zweiten Kapitel, welches Ihrer Elemente einen Energieüberschuss bzw. eine -blockade zeigt, und wählen Sie für dieses Element Nahrung der Yin-Seite: kühl und kalt. Essen Sie so viel Sie möchten aus der neutralen Kategorie, und vermeiden Sie weitgehend Yang-betonte, also warme und heiße Lebensmittel. Wünschen Sie sich dennoch Lebensmittel der Yang-Seite, sollten Sie diese »yinisieren«: Alles, was die Nahrung befeuchtet und kühlt – kurzes Dünsten und Kochen bei milder Hitze, Flüssigkeitszufuhr in Form von Säften oder Soßen –, bringt Sie ins Gleichgewicht.

In südlicheren, wärmeren Ländern werden viele Gerichte, die bei uns heiß gegessen würden, lauwarm serviert. So wird das klimatisch vorherrschende Yang durch die Mahlzeit etwas reduziert. Als Yang-Typ können Sie Ihre Speise vor dem Verzehr ruhig ein wenig abkühlen lassen.

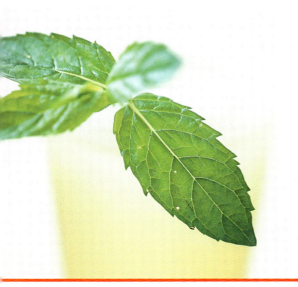

Experimentieren Sie doch als Yang-Typ einmal mit der erfrischenden Wirkung der Minze.

Die TCM und die Ernährung nach den Fünf Elementen

Was tun bei widersprüchlichen Symptomen?

Sehr geschwächte Menschen weisen manchmal eine energetische Besonderheit auf – sie haben ebenso oft Yin- wie Yang-Symptome:
> Frieren Sie rasch, und brauchen Sie viel wärmende Kleidung?
> Wird Ihnen trotzdem manchmal plötzlich sehr heiß, und leiden Sie unter stickiger Luft?
> Fühlen Sie sich abends oder auch tags gelegentlich todmüde und gleichzeitig unruhig und reizbar?
> Neigen Sie zu Herzklopfen und Erschöpfungsgefühlen?
> Haben Sie oft kalte Füße, müde Beine und einen heißen Kopf?

Diese Art von widersprüchlichen Symptomen deutet darauf hin, dass Yin und Yang nicht optimal zusammenarbeiten. Das Yang verzieht sich in seine Heimatregion, nach oben; das Yin »versackt« im unteren Körper. Die Körpermitte reagiert mit Schwäche. Im gesunden Zustand tauschen sich Yin und Yang harmonisch aus. Yin steigt bis in den Brustkorb hinauf, Yang fließt bis in die Zehen hinab. Alle Organe und Körperregionen werden gleichmäßig mit Energie versorgt.
Falls Sie bei sich ein solches Yin-Yang-Ungleichgewicht entdecken, sollten Sie einen kompetenten TCM-Therapeuten aufsuchen. Es deutet immer darauf hin, dass Ihre Energien schon seit längerer Zeit im Ungleichgewicht sind. Meist reicht hier ein neuer Ernährungsplan nicht aus, um die natürliche Ordnung wiederherzustellen.
Für Ihre Fünf-Elemente-Ernährung gilt gleichzeitig Folgendes:
> Nehmen Sie häufig kleine, wenig belastende Mahlzeiten zu sich.
> Falls Sie übergewichtig sind, nutzen Sie zusätzlich Konzepte wie Trennkost, GLYX-Diät, Speisepläne nach Dr. Michel Montignac.
> Achten Sie auf ausreichend frisches Wasser ohne Kohlensäure, in kleinen Portionen genossen.
> Nehmen Sie nach 17 Uhr möglichst nur noch flüssige Nahrung auf, damit Ihre Verdauungsorgane nachts nicht belastet sind.
> Warme Brühe im Winter oder ein frisch gepresster Obstsaft im Sommer ernähren und entschlacken gleichzeitig.
> Tiefkühlkost ist tabu, da sie nicht genügend Energie enthält.
> Achten Sie auf regelmäßige Bewegung an der frischen Luft ohne Leistungsgedanken. Kleine Ruhepausen sowie bewusstes Atmen helfen, die Harmonie von Yin und Yang wiederherzustellen.

BASICS DER FÜNF-ELEMENTE-ERNÄHRUNG

Die Fünf Elemente – das lebendige Modell einer vernetzten Welt

Ob in der Politik, in der Entwicklungsgeschichte des Menschen, in den Jahreszeiten, in Kunst oder Heilkunde – in allen Bereichen zeigen sich rhythmische Prozesse, die sich in bestimmten Intervallen wiederholen. Aus Wiederholungen lernen und Zuordnungen treffen: Das ist die Absicht des Fünf-Elemente-Modells.

Holz, Feuer, Erde, Metall und Wasser – alle Erscheinungsformen unserer Welt bilden eine Komposition aus fünf spezifischen Qualitäten. Bereits vor Jahrtausenden versuchten die Weisen des alten China die wahrnehmbare Welt in einem Modell zu beschreiben. Jedes Element bildet darin eine »Schublade«, in der Lebewesen, Dinge und Erscheinungen der sichtbaren Welt mit den Eigenschaften des jeweiligen Elementes ihren Platz haben (siehe dazu die Tabelle auf Seite 32). Die Elemente beeinflussen sich gegenseitig und sind in immerwährendem Wechselspiel verbunden. »Oben wie unten«, »innen wie außen« – Ähnlichkeiten und Analogien beschreiben den Menschen als Teil des kosmischen Ganzen. Die Wechselwirkungen zwischen Mensch und Kosmos spiegeln sich im Zusammenspiel seiner einzelnen Seinsebenen. Alles ist mit allem verbunden, getrennte oder isolierte Betrachtung bedeutet immer eine Täuschung. Diese Grundaussagen des traditionellen Fünf-Elemente-Modells werden durch den systemischen, das heißt vernetzten Blickwinkel der modernen Wissenschaft bestätigt.

HOLZ   FEUER   ERDE   METALL   WASSER

Alles steht miteinander in Verbindung

Der Flügelschlag eines Schmetterlings kann eine Gewitterwolke zur Entladung bringen, so erkannten Wissenschaftler der Chaos-Physik. Alle Erscheinungen und Handlungen stehen miteinander in Zusammenhang. Unser Körper und auch unsere Seele reagieren etwa auf Wetterumschwünge, Mondphasenwechsel, ja sogar auf ein Erdbeben am anderen Ende der Welt. Dementsprechend sind auch innerhalb unseres Körpers alle (Funktions-)Ebenen miteinander verbunden.

Die Fünf Elemente sind auf der Körperebene fünf großen Organbereichen oder Funktionskreisen zugeordnet. Gesundheit bedeutet, dass jedes Organ eine ausgewogene, harmonische Energie besitzt, mit der es sowohl selbst gut funktioniert als auch die anderen Organe unterstützend beeinflusst.

Krankheit entsteht, wenn ein Organ einen Energiemangel oder Energiestau aufzeigt. Alle Bereiche der TCM – von der Akupunktur über Pflanzenextrakte bis hin zur Ernährung – zielen darauf ab, ein Energiegleichgewicht herzustellen. Am besten wirkt eine Therapie, wenn verschiedene Methoden kombiniert werden. Kranke Menschen sollten sich daher unbedingt an eine Spezialistin oder einen Spezialisten der TCM wenden, damit eine genaue Diagnose (nach westlichen und traditionell chinesischen Überlegungen) gestellt und in der Folge der individuell beste Therapieplan entwickelt werden kann.

> Unser Körper steht auch mit dem Mond in Verbindung: Früher, bevor es künstliches Licht gab, menstruierten die Frauen immer bei Neumond.

Die Frage nach der Ursache

Bin ich niedergeschlagen, weil ich schon so lange krank bin? Oder wurde ich krank, weil mir die Lebensfreude fehlt? Diese typisch westliche Frage nach der Ursache wird in der chinesischen Philosophie nicht gestellt. Stattdessen betrachten die Chinesen die Gleichzeitigkeit verschiedener Erscheinungen und ordnen diese einander zu. Alles steht miteinander in Verbindung. Wie innen, so außen. Sind Ihre Gefühle in Dysbalance, so fließt diese Energie durch Ihren gesamten Körper und erzeugt dort ebenfalls Dysbalance. Eine unharmonische Energie im Metallelement äußert sich beispielsweise durch Trauer und Depression. Ein Seufzer weist auf das zum Metallelement gehörende Organ, die Lunge, hin: Die Atmung ist angespannt, loslassen fällt körperlich wie seelisch schwer.

Die Ernährung nach den Fünf Elementen

Leben ist Energie, und lebendige Prozesse stellen immer ein dynamisches Gleichgewicht her. Dieses energetische Denkmodell bezieht auch die Ernährung mit ein. Es fragt nicht nach Kalorien oder Nahrungsbestandteilen wie Spurenelementen, Fetten, Kohlenhydraten oder Eiweißbausteinen. Einzig und allein die energetische Wirkung einer Speise interessiert: Fühle ich mich nach der Mahlzeit warm und gestärkt, oder »hänge ich schlapp in den Seilen«?

Der Fünf-Elemente-Speiseplan macht es Ihnen besonders einfach, Ihre Energie ins Gleichgewicht zu bringen. Um herauszufinden, welche Nahrung gegenwärtig die für Sie persönlich passendste ist, muss zunächst die individuelle Konstitution untersucht werden. Die Frage lautet: Wie ist es um Ihre energetische Balance bestellt bzw. wo bestehen zurzeit Dysbalancen? Anhand der Tests im folgenden Kapitel können Sie dies leicht feststellen und dann die geeignete Nahrung für sich auswählen.

Klug gewählte und richtig zubereitete Nahrung ist sicherlich die Basis unseres Lebens. Die Komplexität menschlichen Seins kann aber dadurch allein nicht ausreichend »behandelt« werden. Das Fünf-Elemente-Modell ordnet den Elementen jeweils Seinsbereiche zu. Körperorgane, Sinnesorgane, Gefühle, Geschmacksqualitäten, Jahreszeiten, Klimabedingungen, Himmelsrichtungen – erst durch die Berücksichtigung der verschiedenen Ebenen unseres Organismus und unserer Umwelt erreichen wir innere Harmonie, die im Wechselspiel der menschlichen Beziehungen ein glückliches und gesundes Leben möglich macht. Körper, Seele und Geist brauchen die jeweils stimmige »Nahrung«, um den entspannten Ausgleich zur Mitte hin zu finden.

Der Fütterungs- und der Kontrollzyklus

Alle Fünf Elemente sind in einem immerwährenden Kreislauf miteinander verbunden. Dabei speist jedes Element in diesem Zyklus das ihm im Uhrzeigersinn folgende (das Holz- füttert das Feuer-, dieses das Erdelement und so weiter) und kontrolliert gleichzeitig das jeweils übernächste im rechtsdrehenden Kreis.

Dieses System sorgt dafür, dass alle Elemente ihren angemessenen Raum erhalten, so wie die Mitglieder einer harmonischen Gemeinschaft: ver-

Die Fünf Elemente – Modell einer vernetzten Welt

bunden in gleichmäßigem Geben und Nehmen, immer im Fluss und in fürsorglicher gegenseitiger Kontrolle oder Grenzsetzung. Leidet aber ein Element an Energiemangel, so kann es seine Aufgaben nicht mehr erfüllen, und alle anderen Elemente reagieren darauf. Besitzt beispielsweise das Metallelement zu wenig Energie, leidet bald auch das Wasserelement an Energiemangel, weil es nicht ausreichend »gefüttert« wird. Gleichzeitig staut sich die Holzenergie an, weil das Metallelement sie nicht mehr genügend zügeln kann.

Alle Lebensmittel lassen sich anhand ihres Geschmacks einem Element zuordnen. Unser Speiseplan hat die Aufgabe, jedes Element mit ausreichender Energie zu versorgen. Mit Hilfe der Nahrungsmittel-Thermik lässt sich auch ein Energiemangel oder -stau gut beeinflussen. Das Element, das einen Energiemangel aufweist, sollte dementsprechend besonders wärmende Nahrung erhalten; ein Element mit Energieüberschuss oder -stau benötigt hingegen Erfrischung oder Kühlung. Da zu jedem Element auch ein Körperbereich und eine Gefühlsqualität gehören, wird durch die passende Ernährung auch die Einheit von Körper und Seele unterstützt: Mit jedem Element, das Sie Ihrer Speise hinzufügen, wird Ihre Energie auf allen Seinsebenen harmonisiert.

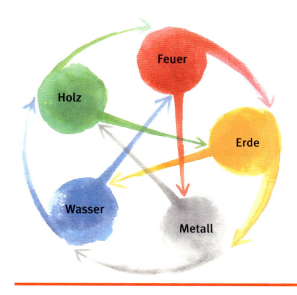

Die Fünf Elemente »füttern« und kontrollieren sich gegenseitig. So sorgen sie für andauernden Ausgleich.

Die Fünf Elemente und ihre Entsprechungen

Alle Lebensmittel lassen sich über ihren Geschmack einem Element zuordnen. Außerdem erfahren wir die wärmende oder kühlende Wirkung eines Lebensmittels in unserem Körper. Nahrung spendet Energie, und über die Energiestufe eines Lebensmittels lässt sich auch unsere Körperenergie beeinflussen. Körperbereiche mit Energiemangel erhalten wär-

BASICS DER FÜNF-ELEMENTE-ERNÄHRUNG

Wichtige Zuordnungen der Fünf Elemente

	Holz	Feuer	Erde	Metall	Wasser
Organpaar	Leber/ Gallenblase	Herz/ Dünndarm	Milz, Pankreas/ Magen	Lunge/ Dickdarm	Niere/ Blase
Geschmack	sauer	bitter	süß	scharf	salzig
Sinnesorgan	Auge	Zunge	Mund	Nase	Ohr
Jahreszeit	Frühling	Sommer	Erntezeit	Herbst	Winter
Klima	Wind	Hitze	Feuchtigkeit	Trockenheit	Kälte
Emotion	Wut	Freude	Sorgen	Trauer	Angst
Gewebe	Muskeln	Blutgefäße	Bindegewebe	Haut	Knochen
Farbe	blau-grün	rot	gelb	weiß/ hellgrau	blau/ schwarz
Geruch	ranzig	verbrannt	duftend	nach Fisch	faulig
Himmelsrichtung	Osten	Süden	Mitte	Westen	Norden
Tugend	Güte	Sittlichkeit	Vertrauen	Redlichkeit	Weisheit
Gefühlsäußerung	schreien	lachen	singen	weinen	stöhnen

mende Nahrung; Körperbereiche mit Energieüberschuss oder -stau benötigen Erfrischung oder Kühlung. Da jeder Körperbereich einem bestimmten Element zugeordnet ist, lässt sich das leicht über entsprechende Nahrungsmittel erreichen. Die spezifische Energie, die ein Lebensmittel uns schenkt, wird als Thermik bezeichnet. Eine Einteilung der Lebensmittel nach Elementen (= Geschmack) und Thermik (= Wärme- bzw. Energiestufe) finden Sie im Anhang ab Seite 184.
Jedem Element sind verschiedene Aspekte der wahrnehmbaren Welt zugeordnet. Das Fünf-Elemente-Modell heißt deshalb auch Entsprechungssystem. Jedem Element entsprechen zum Beispiel ein Organpaar aus Hohlorgan und Speicherorgan mit den dazugehörigen Funktionen (ein so genannter Funktionskreis), eine Farbe usw.

Geschmack ist auch subjektiv

Da Geschmack eine sehr persönliche Sache ist, wird ein und dasselbe Nahrungsmittel gelegentlich unterschiedlichen Elementen zugeordnet. Das Huhn zum Beispiel taucht bei manchen Autoren im Metallelement auf, andere ordnen es dem Holzelement zu. Tiere und Pflanzen haben außerdem einen unterschiedlichen Geschmack, je nachdem, unter welchen Bedingungen sie gewachsen sind. Ein frei laufendes Huhn kann durch seinen Bewegungsspielraum Milchsäure im Muskel abbauen, eines aus der »Hühnerbox« bekommt durch den Bewegungsmangel einen Stoffwechselstau und wird buchstäblich »sauer« (= Holzelement).
Auch die Konstitution einer Person beeinflusst die Klassifizierung nach Geschmacksrichtungen. Energiemangel im Wasserelement führt zu stärkerem Salzverlangen, und eine durchschnittlich gesalzene Speise erscheint ihr dann vielleicht fade, während sie für andere angenehm schmeckt. Deshalb sind Sie herzlich eingeladen, Ihre eigene Zunge zu befragen: Ihre persönliche Einschätzung zeigt Ihnen den Weg.
Manche Lebensmittel weisen zwei oder drei Geschmacksqualitäten zugleich auf. Rucola beispielsweise enthält eine leicht säuerliche und eine bittere Komponente. Diese Lebensmittel können in verschiedenen Elementen eingesetzt werden (siehe »Kochen Sie im Zyklus«, Seite 44). Sie eignen sich auch als »Brücke« zwischen zwei Elementen. So kann Rucola zugegeben werden, wenn schon alle übrigen Zutaten des Holzelementes im Topf sind und sich nun das Feuerelement anschließen soll.

Elemente, Organe und Funktionskreise

In der chinesischen Tradition spricht man entweder von Elementen oder von Organen oder Funktionskreisen. Dabei ist der Begriff »Organ« sehr viel komplexer zu verstehen als in unserem westlich-anatomischen Denken. Taucht im Gespräch ein Organ, ein Funktionskreis oder ein Element auf, so assoziiert der chinesische Mediziner alle Entsprechungen des Fünf-Elemente-Modells damit: Sinnesorgan, Gewebe, Jahreszeit, Geschmacksqualität, Farbe usw. Wenn man von der Leber spricht, kann also durchaus auch der Frühling, die der Leber entsprechende Jahreszeit, gemeint sein. Alle Zuordnungen werden assoziativ durch Beobachtung gewonnen.

Jedes Lebensmittel füttert – seinem Geschmack entsprechend – ein Organ mit Energie. In der Reihenfolge des Zyklus füttern sich dann alle Organe gegenseitig.

Jedem Element ist neben einem Organ-Funktionskreis auch ein Sinnesorgan als so genannter »Öffner« zugeordnet. Dieses Sinnesorgan »öffnet« den körperlich-seelischen Bereich des Elementes und verbindet diesen Teil des Menschen mit seiner Umwelt. Das Auge öffnet das Holzelement, das Ohr das Wasserelement usw. (siehe Tabelle Seite 32). Dementsprechend verweisen beispielsweise häufige Augenerkrankungen auf ein energetisches Ungleichgewicht im Holzelement oder häufige Ohrenerkrankungen auf ein Ungleichgewicht im Wasserelement.

Das jedem Element zugeordnete Körpergewebe wird wiederum durch die Organe (im Sinne der TCM) mit Energie versorgt. So kommt die Nahrungsenergie zuerst in die Organpaare und anschließend in die entsprechenden Körpergewebe. Nehmen wir ein Beispiel aus dem Holzelement: Saure Lebensmittel versorgen die Leber und die Gallenblase, und diese füttern wiederum die Muskeln und Sehnen. Leiden Sie an Muskelverspannungen oder schmerzenden Sehnenansätzen, bedeutet das umgekehrt, dass ein Energiestau im Holzelement besteht, was Sie in Ihrem täglichen Speiseplan besonders berücksichtigen sollten.

Nach traditionell chinesischer Sicht erzeugen die Organe bzw. die Funktionskreise die Emotionen. Organ und zugehörige Gefühlsqualität werden als untrennbare Einheit gesehen: Ist die Leber angespannt, so ist der Mensch »sauer«, reizbar; ist die Lunge angegriffen, so entsteht Trauer. Anhaltende Trauer wiederum kann die Lunge schädigen. Der saure Geschmack entspannt die Leber und vermindert die Reizbarkeit, der scharfe Geschmack »tröstet die trauernde Lunge«.

Die Fünf Elemente – Modell einer vernetzten Welt

Das Leben als Zyklus

Frühling, Sommer, Ernte, Herbst und Winter – so wie die Jahreszeiten in einem ewig fließenden Reigen Wachstum entstehen lassen, so durchlaufen auch wir Menschen im Laufe unseres Lebens Phasen der Geburt, des Wachstums, der Reife, des Rückzugs und der Stille. Auf dem Weg zu mehr Reife durchwandern wir mehrere Zyklen des Werdens und Vergehens, der Neuorientierung und der Transformation.
Nutzen wir die Zyklen des Lebens, so wachsen wir Kreis um Kreis zu mehr Komplexität, Reife und Klarheit – ähnlich wie ein guter Wein. Hermann Hesse beschrieb diese Kreise im Gedicht als Lebensstufen:

Wie jede Blüte welkt und jede Jugend
Dem Alter weicht, blüht jede Lebensstufe,
Blüht jede Weisheit auch und jede Tugend
Zu ihrer Zeit und darf nicht ewig dauern.
Es muss das Herz bei jedem Lebensrufe
Bereit zum Abschied sein und Neubeginne,
Um sich in Tapferkeit und ohne Trauern
In andre, neue Bindungen zu geben.
Und jedem Anfang wohnt ein Zauber inne,
Der uns beschützt und der uns hilft zu leben.

Wir sollen heiter Raum um Raum durchschreiten,
An keinem wie an einer Heimat hängen,
Der Weltgeist will nicht fesseln uns und engen,
Er will uns Stuf´ um Stufe heben, weiten.
Kaum sind wir heimisch einem Lebenskreise
Und traulich eingewohnt, so droht Erschlaffen,
Nur wer bereit zu Aufbruch ist und Reise,
Mag lähmender Gewöhnung sich entraffen.
Es wird vielleicht auch noch die Todesstunde
Uns neuen Räumen jung entgegensenden,
Des Lebens Ruf an uns wird niemals enden …
Wohlan denn, Herz, nimm Abschied und gesunde!

Hermann Hesse, »Stufen«

BASICS DER FÜNF-ELEMENTE-ERNÄHRUNG

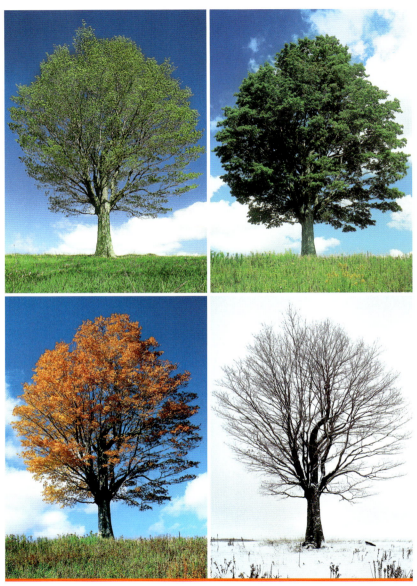

Das Klima und die Jahreszeiten beeinflussen uns körperlich wie seelisch. Auch hier kann mit der Fünf-Elemente-Ernährung gegengesteuert und ausgeglichen werden.

Das Alter – »goldene Essenz« eines erfüllten Lebens

Im Gegensatz zur westlichen Kultur genießen in China alte Menschen ein hohes Ansehen. Ihre Reife, ihre Lebenserfahrung, ihr Mut, sich mit dem Leben zu konfrontieren, werden von ihren Mitmenschen hoch geschätzt. Junge Menschen lauschen gern ihren Erzählungen und orientieren sich an ihren durch das Leben gereiften Werten. Es ist in China ein Kompliment, zu sagen: »Was, Sie sind erst 70 Jahre alt? Sie sehen mindestens wie 80 aus …« Versuchen Sie einmal, das Leben aus diesem Blickwinkel zu betrachten. Vielleicht entdecken Sie dabei auch ein wenig mehr Sympathie für Ihre älteren Mitmenschen und für Ihre eigene Reifung hin zur »goldenen Essenz« eines erfüllten Lebens.

Das innere und das äußere Klima

»Wie innen so außen« – eingebunden in die Gesetze der Natur stehen wir Menschen zwischen Himmel und Erde. Sowohl körperlich als auch seelisch und mental reagieren wir auf die Rhythmen und äußeren Erscheinungsformen unseres Lebensraumes. Ein veränderter Schlaf bei Vollmond oder auch bei Neumond, die erhöhte Reizbarkeit vor Ausbruch eines Gewitters, die Migräne bei einem Wetterwechsel – Klimafaktoren beeinflussen in hohem Maße unser Wohlbefinden.
Im Fünf-Elemente-Modell sind auch diese Aspekte den einzelnen Elementen zugeordnet: Der Wind gehört zum Holz-, die Hitze zum Feuer-, die Feuchtigkeit zum Erdelement usw. (siehe Tabelle Seite 32). Ist beispielsweise der Spätsommer verregnet, so leidet die Milz. Eine trockene, wärmende Mahlzeit bringt dann die Milz-Energie wieder ins Gleichgewicht. Leidet ein Mensch unter trockener Haut (besonders im Herbst), lässt dies auf ein Ungleichgewicht im Metallelement schließen, und fehlt einem anderen die rechte Lebensfreude, so ist wahrscheinlich sein Feuerelement in Disharmonie geraten. Taucht eine Krankheit besonders im Frühling und vor allem bei Wind auf (zum Beispiel Heuschnupfen), so ist das Holzelement des Betreffenden gestaut. Vielleicht liebt der vom Heuschnupfen geplagte Mensch in dieser Zeit instinktiv säuerliche Speisen und ist gereizt, wenn er nicht genug davon bekommt. Möglicherweise versucht er, seine Leber mit einer guten Portion Alkohol zu entspannen, und benötigt am nächsten Morgen den sauren Hering als

BASICS DER FÜNF-ELEMENTE-ERNÄHRUNG

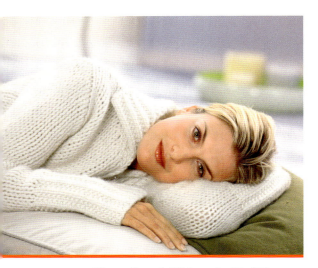

Die regulierende Wirkung der Fünf-Elemente-Ernährung kann aus der Ordnung Geratenes in die Ordnung zurückführen. Sie kommen wieder in Harmonie – körperlich, seelisch und geistig.

Katerfrühstück, um dann wieder den Ausgleich zu finden. »Frostige« Naturen, die immer eine Hülle mehr benötigen, fürchten die Erkältung und reagieren so sensibel, dass ihnen leicht etwas »an die Nieren« geht. Angst sitzt ihnen im Nacken, und der Schreck fährt ihnen in die Knochen. Ein wenig Salz stärkt ihre Nieren und unterstützt wirkungsvoll ihre empfindsame Lebenskraft.
Sorgen und Grübeleien belasten wiederum die Milz. Das Bindegewebe ist geschwächt, und auch die zwischenmenschlichen Bindungen leiden unter den negativen, kreisenden Gedanken. Eine wärmende Mahlzeit aus dem Erdelement stärkt die Milz, beglückt den Bauch und beruhigt dementsprechend auch die Gedanken.
Diese Betrachtungen beziehen sich auf körperlich-seelische Funktionen. Sie lassen ausschließlich Aussagen über Energiegleichgewichte bzw. - ungleichgewichte zu. Das betreffende Körperorgan ist in der Regel aus medizinischer Sicht gesund. Ein jahrelang bestehendes Energieungleichgewicht in einem Element kann allerdings organische Krankheiten begünstigen. Sollten Sie daher bei der Lektüre dieses Buches ein solches, möglicherweise schon jahrelang bestehendes Ungleichgewicht erkennen, empfiehlt sich eine sorgfältige medizinische Untersuchung und die Begleitung durch einen Ernährungsberater der TCM. Besteht das energetische Ungleichgewicht erst seit kürzerer Zeit, so kann es höchstwahrscheinlich mit Hilfe der Fünf-Elemente-Kost reguliert werden.

Vom »guten Geschmack«

Die fünf Geschmacksqualitäten versorgen jeweils die ihnen zugeordneten Elemente. »Sauer macht lustig« oder »Was bitter dem Mund, ist dem

Herzen gesund« – auch in westlichen Kulturen erkannten aufmerksame Zeitgenossen die Zusammenhänge zwischen Geschmack und Gesundheit und »verewigten« sie in Sprichwörtern und Redensarten.
Aus traditionell chinesischer Sicht stärkt und harmonisiert jedes Lebensmittel ein bestimmtes Element (siehe dazu auch beiliegendes Poster). Entsprechend seinem Geschmack führt es »seinem« Element Energie zu, und entsprechend seiner Thermik (= Ausmaß an Yin/Kälte oder Yang/Hitze, das vom Lebensmittel im Körper erzeugt wird) kühlt oder wärmt es das jeweilige Element und führt damit den zu ihm gehörenden Organen Energie zu oder löst Blockaden auf.
Sind Ihre Nieren schwach? Dann regulieren Sie mit den entsprechenden Nahrungsmitteln Ihr Wasserelement! Fühlt sich Ihre Gallenblase gestaut an? Über beruhigende (kühlende) Speisen aus dem Holzelement können Sie sie innerhalb weniger Wochen wieder ins Gleichgewicht bringen.
Richtig eingesetzt, heilt die Nahrung also unsere energetischen Ungleichgewichte und stimuliert damit unsere Lebenskraft.

Sauer reist zur Leber, Bitter reist zum Herzen, Süß reist zur Milz, Scharf reist zur Lunge, Salzig reist zu den Nieren. Und dies bezeichnet man als die Fünf Eingangswege.
»Su Wen«, Kap. 23

Schenkt Ihnen Ihre Nahrung die richtige Energie?

Ob Ihre Nahrung Ihnen ausgewogene Energie liefert, können Sie im Anschluss an jede Mahlzeit sofort ganz einfach testen, indem Sie sich folgende Fragen stellen:
› Fühle ich mich jetzt zufrieden und voller Energie?
› Spüre ich eine angenehm wohlige Wärme im ganzen Körper?
› Fühle ich mich unbelastet und gestärkt?
› Bin ich ausreichend gesättigt, um die nächsten drei bis vier Stunden nicht ans Essen zu denken?

Falls Sie eine oder mehrere dieser Fragen nach Ihrer Mahlzeit mit »Nein« beantwortet haben, sollten Sie sich gezielt körperlich-seelische Energie über die Nahrung zuführen. In den Abschnitten zu den einzelnen Elementen im zweiten Kapitel finden Sie Testfragen, die Ihnen Aufschluss über die aktuelle Energieverteilung in Ihren Fünf Elementen geben. Bereits nach wenigen Wochen mit der jeweils empfohlenen, ausgewogenen Speisefolge wird sich Ihr Körpergefühl spürbar verbessern.

BASICS DER FÜNF-ELEMENTE-ERNÄHRUNG

Die Küche als Kosmos

Kochen im Sinne der Fünf-Elemente-Lehre bedeutet, bei der Zubereitung der Speisen den so genannten Fütterungszyklus zu berücksichtigen. So werden Ihre Mahlzeiten harmonischer, gesünder und ganzheitlicher. Außerdem steigern Sie Geschmack, Genuss und Nährwert Ihrer Speisen. Laden Sie den Kosmos in Ihre Küche ein!

Wenn Sie nun Lust bekommen haben, die Fünf-Elemente-Küche näher kennen zu lernen und selbst auszuprobieren, werden Sie vermutlich zwei Aspekte besonders interessieren:
› Welche Speisenauswahl fördert meine individuelle Gesundheit?
› Wie setze ich das Wissen praktisch in der Küche um?

Das zweite Kapitel (ab Seite 50) ermöglicht Ihnen anhand von Tests, Ihre momentane Energiesituation Element für Element einzuschätzen. Bitte bedenken Sie, dass alle Fünf Elemente miteinander in lebendigem Wechselspiel stehen. Es ist daher sinnvoll, alle Tests nacheinander durchzuarbeiten. Sie erhalten so einen Überblick über die Energieverteilung in Ihren Fünf Elementen zum gegenwärtigen Zeitpunkt.

Wie die Fünf Elemente die Energie balancieren

Die Energien der Fünf-Elemente-Ernährung werden vom Körper als Botschaft verstanden. Auf der Grundlage seines Selbstheilungssystems beginnt er, diese Botschaft umzusetzen und seine Organe energetisch ins Gleichgewicht zu bringen. Manchmal zeigt sich die durch einen veränderten Speiseplan verbesserte Energiesituation bereits nach wenigen Tagen, oft aber auch erst nach etwa drei bis vier Wochen. Sie sollten sich dann vitaler und ausgeglichener fühlen. Ist dies nicht der Fall, empfiehlt es sich, einen erfahrenen Therapeuten der Traditionellen Chinesischen Medizin zu konsultieren. Möglicherweise gibt es etwas, das Ihre Regulations- und Selbstheilungskräfte einschränkt und andere bzw. zusätzliche Therapieansätze benötigt.

Bedanken Sie sich bei Ihrem Körper für seine täglichen Meisterleistungen, und fragen Sie ihn, welche Nahrung er sich wünscht.

Lassen Sie Ihren Körper sprechen

Um die positiven Wirkungen der Fünf-Elemente-Ernährung zu erkennen, benötigen Sie eventuell ein wenig Zeit und Geduld. Unser Körper gibt uns deutliche Botschaften darüber, welche Bedürfnisse er jeweils hat. Allerdings tut er es in seiner eigenen Sprache, eben der Körpersprache. Hier ein paar Beispiele dafür:

- Jede Art von **Schmerz** kann auf einen Energiestau hindeuten.
- **Kälte** weist auf einen Energiemangel hin.
- **Hitze** bedeutet einen Energieüberschuss.
- **Flüssigkeitseinlagerungen** (zum Beispiel schwere Beine) sind ein Zeichen für einen gestauten, behinderten Qi-Fluss.
- **Müdigkeit und Erschöpfung** zeigen allgemeinen Energiemangel auf.

Schritt für Schritt werden Sie Ihren Körper besser kennen lernen und seine Signale verstehen können. Und es gibt eine ganz einfache Regel für Anzeichen des optimalen Gleichgewichtes: Wenn Sie sich frisch und froh fühlen, wenn Sie glücklich sind und mit sich selbst und Ihren Mitmenschen in warmherzigem, erfreulichem Austausch stehen, dann befinden Sie sich im Gleichgewicht von Yin und Yang, dann »stimmt« Ihre Energie. Alle Abweichungen von diesem Zustand benötigen Ihre liebevolle Aufmerksamkeit in eigener Sache.
Im Folgenden erfahren Sie Schritt für Schritt, wie Sie die Fünf-Elemente-Ernährung praktisch in Ihren Alltag integrieren können.

Markieren Sie die Lebensmittel

Beginnen Sie zunächst mit einer Sichtung Ihrer Nahrungsmittel- und Gewürzvorräte: Markieren Sie jedes Glas und jeden Behälter mit einem farbigen Klebepunkt entsprechend seiner Elemente-Zuordnung (orientieren Sie sich hierfür bitte am beigelegten Poster). So ersparen Sie sich während des Kochens das Suchen.

- Grün für Holz
- Rot für Feuer
- Ockergelb für Erde
- Weiß für Metall
- Schwarz für Wasser

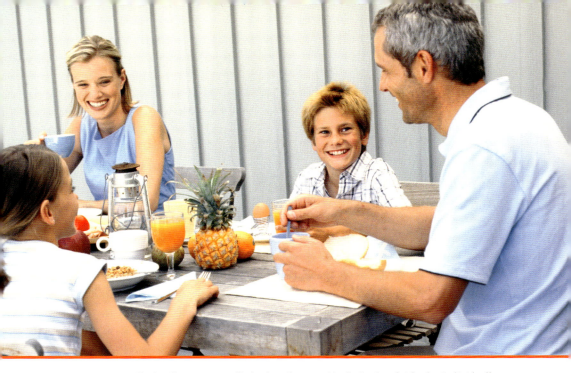

Wenn Sie für die ganze Familie kochen, können Sie die Speisen leicht der individuellen Konstitution jedes Familienmitglieds anpassen.

Berücksichtigen Sie jedes Element

Auch wenn Ihre Gesundheit in einem bestimmten Element besonders Yin- oder Yang-betonte Nahrung erfordert, sollten Sie bei jeder Mahlzeit alle Fünf Elemente ausreichend mit Energie versorgen. Basis Ihres Speiseplans bilden die energieneutralen Lebensmittel aller Fünf Elemente. Zusätzliche wärmende oder kühlende Akzente gewinnen Sie, indem Sie heiße und warme bzw. kühle oder kalte Lebensmittel verwenden. Entsprechend Ihrer Yin-/Yang-Konstitution (machen Sie dazu bitte den Test auf Seite 20) können Sie durch Yinisieren und Yangisieren der Nahrung (siehe Seiten 23 und 26) zusätzlich Energie ausgleichen.

Für Gäste: Yin- und Yang-Akzente setzen

Wenn Sie bei einer Mahlzeit mehrere Gäste bewirten möchten, können Sie mit einigen kleinen Tricks und Zutaten den Yin- oder Yang-Gehalt der Nahrung individuell typgerecht variieren.

- Bieten Sie jedem Gast reichlich neutrale Lebensmittel aus jedem Element als Basis an.
- Fügen Sie Yin- bzw. Yang-spendende Kräuter und Gewürze hinzu, entsprechend dem individuellen Bedürfnis.
- Servieren Sie Salat und Gemüse warm für den Yin-Typ und knackig frisch für den Yang-Typ.
- Bieten Sie dem Yin-Typ weniger und dem Yang-Typ mehr Flüssigkeit in der Speise an.
- Servieren Sie dem Yin-Typ eine Tasse Brühe zum Abschluss des Mahls und dem Yang-Typ ein erfrischendes Sorbet oder eine Tasse gekühlten Pfefferminztee.

Was koche ich für Gäste, deren Konstitution ich nicht kenne?

Wenn Sie nicht wissen, welche thermischen bzw. Elemente-Bedürfnisse Ihre Gäste haben, dann wählen Sie am besten harmonisch komponierte Speisen aus jedem Element. Jeder Menügang sollte in sich ausgewogen sein und ein Element besonders versorgen. Das könnte so aussehen:

- Sie beginnen mit einer Vorspeise aus dem Erdelement, um den größten Hunger zu stillen.
- Danach reichen Sie eine würzig-pikante Kleinigkeit, um mit Hilfe des Metallelementes die Energie in Bewegung zu bringen.
- Eine nierenstärkende Speise aus dem Wasserelement könnte als Hauptgericht dienen.
- Anschließend bietet sich ein leicht säuerlicher Obstnachtisch aus dem Holzelement an, der die Verdauung in Bewegung setzt.
- Und zum Schluss servieren Sie eine Tasse Kaffee oder Tee, um mit dem Feuerelement die Herzen Ihrer Gäste zu erfreuen.

Alle sind nun rundum gut versorgt, egal, welche Konstitution oder Dysbalance jeder Einzelne mitgebracht haben mag.
Falls Sie sich sehr unsicher fühlen, können Sie auch verschiedene Speisen aus den einzelnen Elementen gleichzeitig anbieten und Ihre Gäste wählen lassen. Die meisten Menschen greifen intuitiv nach dem Richtigen und balancieren ihre Energie durch unterschiedliche Mengen der verschiedenen Lebensmittel.

Kochen Sie im Zyklus

Im Modell der Fünf Elemente soll jedes Element (= Organ) mit ausreichend Energie versorgt werden. Dies ermöglicht ein optimales Zusammenspiel aller Kräfte von Körper, Seele und Geist. Jedes Element füttert das im Uhrzeigersinn folgende. Die Reihenfolge der Elemente im Zyklus entspricht dem rhythmischen Ablauf lebendiger Prozesse. So wie die Jahreszeiten aufeinander folgen, so wie die menschlichen Entwicklungs- bzw. Reifestufen sich ablösen, so kreist die Qi-Energie nacheinander durch alle Fünf Elemente.

Während des Kochvorgangs schließen Sie sich diesem immerwährenden Kreislauf an. In der Reihenfolge des Elemente-Zyklus geben Sie ein Lebensmittel nach dem anderen in die Speise – egal, wo Sie beginnen:

Holz – Feuer – Erde – Metall – Wasser – Holz ...

Die Gesamtenergie der Speise steigern

In jedem Element können Sie so viele einzelne Zutaten dazugeben, wie Sie möchten. Sie können auch in jedem beliebigen Element des Zyklus

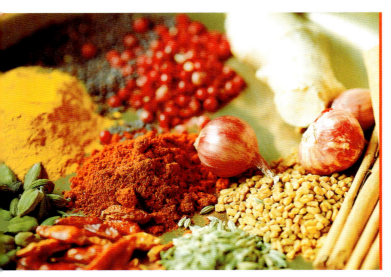

Kochen im Zyklus der Fünf Elemente ist einfach. Sie können ganz leicht auch Ihre Lieblingsrezepte abwandeln. Indem Sie die Zutaten nach dem Zyklus ordnen und zum Beispiel Gewürze nach Bedarf hinzufügen, stärken und harmonisieren Sie die Energie der Speise.

TIPP

Tipps für eine gesunde Ernährung

> - Seien Sie ein kritischer Verbraucher: Prüfen Sie Nahrungsmittel hinsichtlich Anbau und Zusammensetzung; vermeiden Sie industriell entwertete Nahrung und solche mit künstlichen Zusätzen.
> - Nutzen Sie Tiefkühlnahrung nur notfalls und verzichten Sie auf die Mikrowelle. Beides beeinträchtigt die Qualität der Nahrungsmittel.
> - Bereiten Sie sich und Ihren Lieben die Freude und unterstützen Sie Ihre Gesundheit mit frisch zubereiteten Mahlzeiten.
> - Nutzen Sie sorgsam produzierte Nahrungsergänzungsmittel, wo die Pflanzeninhaltsstoffe den Bedarf Ihres Körpers nicht decken.

den Kochvorgang beenden. Das zuletzt versorgte Element (= Organ) spendet dem Körper laut traditioneller Lehre immer eine besondere Kraft. Wenn Sie also zum Beispiel Ihren Nieren (= Wasserelement) etwas Gutes tun wollen, dann beenden Sie Ihren Kochvorgang mit einer Zutat aus dem Wasserelement, zum Beispiel einer Prise Salz.

Wenn Sie einmal eine Zutat, sprich ein Element vergessen haben sollten, lohnt es sich, den Zyklus noch einmal komplett zu durchlaufen. Jede »Runde« durch den Elemente-Zyklus steigert bei der Zubereitung – so die Philosophie – die Gesamtenergie der Speise. Subjektiv werden Sie schließlich bemerken, dass alle für den Menschen wahrnehmbaren Geschmacksqualitäten (sauer, bitter, süß, scharf, salzig) dem Gericht in ausgewogenem Maß hinzugefügt wurden.

Gesalzen wird zum Schluss

Meist salzen wir beim Kochen nach den Fünf Elementen erst zum Abschluss des Kochvorganges. Dies hat zwei Vorteile: Aus Sicht der TCM ist das Salz den Nieren (Wasserelement) zugeordnet, und weil die Nieren unsere Erbenergie, das Qi, behüten, achten wir dementsprechend in der Nahrungszubereitung ganz besonders auf deren Pflege. Außerdem trennt sich Salz während des Kochvorgangs in Natrium und Chlorid. Geschmacklich erscheint es uns dann nicht mehr salzig. Deshalb müssten

> ### Positive Effekte des Zyklus-Kochens
>
> › Die im Elemente-Zyklus zubereitete Speise wirkt harmonisch, da alle für unseren Gaumen wahrnehmbaren Geschmacksqualitäten (sauer, süß, salzig, bitter, scharf) darin enthalten sind.
> › Der Energiegehalt (das Qi) versorgt unseren Körper optimal, da jedes Durchlaufen des Zyklus beim Kochen die Gesamtenergie der Speise hebt und jedes Organ, jeder Funktionskreis unseres Organismus dabei berücksichtigt wird.
> › Indem wir unsere Speise nach und nach mit den Fünf Elementen versorgen, wenden wir uns allen Organen des Körpers liebevoll zu.

wir während des Kochvorgangs im Vergleich etwa die siebenfache Menge Salz hinzufügen, um das gleiche geschmackliche Ergebnis zu erhalten. Wir ersparen unseren Nieren also einen Teil der Ausscheidungsarbeit, wenn wir das Essen erst am Schluss salzen.

Ergänzen Sie Ihre Lieblingsrezepte

Die Rezepte im folgenden Kapitel sind natürlich bereits nach dem Zyklus der Fünf Elemente aufgebaut. Wenn Sie jedoch beliebige Gerichte, etwa Ihre Lieblingsrezepte, nach der Fünf-Elemente-Lehre zubereiten möchten, sollten Sie zunächst feststellen, zu welchen Elementen die jeweiligen Zutaten gehören, die Sie verwenden. Dann ordnen Sie die Zutaten in der Reihenfolge der Fünf Elemente und fügen sie nacheinander hinzu. Dabei wird Ihnen vielleicht gelegentlich ein Element »fehlen«. Mit kleinen Gewürz- oder Kräuterprisen können Sie jedoch jedes Element versorgen. Wichtig ist allein, dass Sie kein Element »überspringen«.

Die innere Haltung entscheidet

Die Frage, ob Ihr Stoffwechsel eine Mahlzeit gut verarbeiten kann, hängt unter anderem von der inneren Haltung ab, mit der Sie sie aufnehmen. Ruhe, Entspannung, ausreichend Zeit, eine wohltuende Gemeinschaft, liebevoller Dank an Köchin oder Koch und an die Lebewesen (Pflanzen wie Tiere), die unser Leben mit ihrem Leben speisen, sind die besten Bedingungen für unseren Körper, um seine Arbeit, die Aufnahme und Transformation der Nahrungsmittel, zu leisten.

Es lohnt, sich die Bedingungen für ein gesundes, glückliches Leben immer wieder vor Augen zu führen. Gesunde Ernährung spielt dabei eine zentrale Rolle – und zwar energetisch ausgewogene, in Ruhe und liebevoll zubereitete und genüsslich verspeiste Mahlzeiten, am besten im Kreise von Freunden und Familie.

So genießen Sie Ihr Essen richtig

> TIPP

- Setzen Sie sich zum Essen immer hin.
- Nehmen Sie sich Zeit für eine Minute der Besinnung und Vorfreude auf die Mahlzeit (vielleicht in Form eines gemeinsamen Tischgebets oder eines Danks an den Kosmos).
- Schicken Sie beunruhigende Gedanken und Gefühle für die nächste halbe Stunde auf Reisen, oder legen Sie sie für die Zeit der Mahlzeit in eine große Schachtel, die Sie im Geiste bereitstellen.
- Werden Sie sich der liebevollen Gefühle Ihren Tischgenossen, Ihrer Familie, Ihren Freunden gegenüber bewusst; Streit und Diskussionen stören die Nahrungsaufnahme.
- Kauen Sie gründlich, und genießen Sie ganz bewusst das Geschmackserlebnis.
- Trinken Sie sparsam zu den Mahlzeiten, denn viel Flüssigkeit schwächt das Magen-Qi bzw. »verwässert« die Magensäfte. Reichlich trinken sollten Sie etwa eine Stunde vor dem Essen.
- Achten Sie auf Ihren Körper und lassen Sie sich von ihm sagen, welche Nahrungsmenge er gerade benötigt. Essen Sie also nicht »über den Hunger«.
- Mehrere kleine Mahlzeiten über den Tag verteilt unterstützen das Verdauungssystem besser als drei große.
- Essen Sie schwer verdauliche Speisen nur mittags.

Elementeküche – gesund und lecker

Nur wenn Ihr Organismus ausgewogen mit allen Fünf Elementen versorgt wird, kann er gut funktionieren und Ihnen Vitalität und Wohlbefinden schenken. Prüfen Sie daher, ob Ihre Elemente in Balance sind. Und versorgen Sie sie mit den harmonisierenden Elementegerichten. Eindeutige Tests und leckere Rezepte machen es Ihnen leicht.

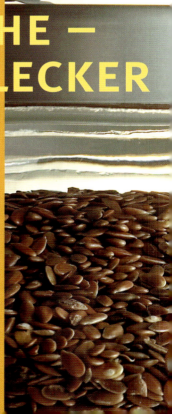

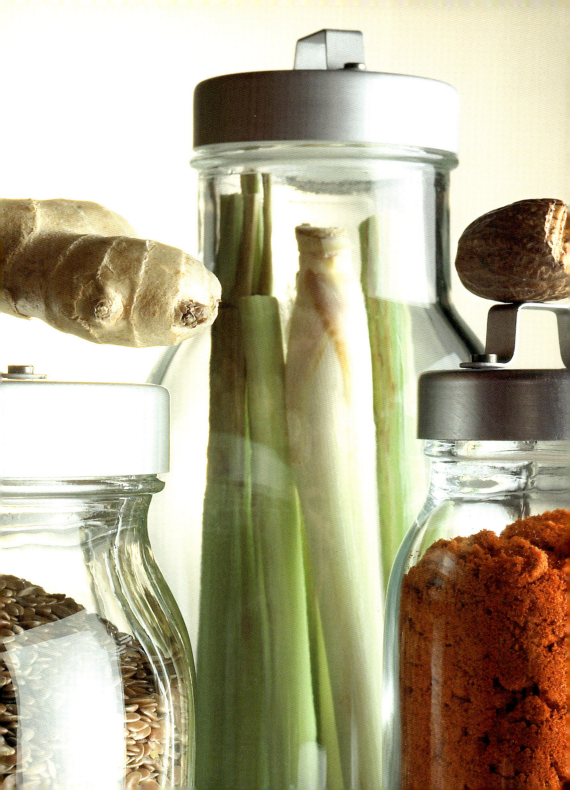

ELEMENTEKÜCHE – GESUND UND LECKER

Holz: Jung, frisch und voller Energie

Wenn der Frühling kommt und die Pflanzen durch die Erde brechen, erleben wir in der Natur die Kraft des Holzelementes: jung, dynamisch, aufbrausend und durchsetzungsfähig.

Entsprechungen des Holzelementes

Nach chinesischer Tradition werden die oben genannten Eigenschaften im menschlichen Körper dem Funktionskreis der Leber zugeordnet. Die Leber hat große Aufgaben zu bewältigen: Sie verarbeitet nicht nur unsere Nahrung, sondern auch alle Gefühle, die wir durchleben. Eine belastete Leber macht unruhig, jähzornig oder depressiv, weil sich unverarbeitete Emotionen in ihr anstauen. Ungeduldige Naturen, in denen Ärger rasch hochkocht, leiden an Energiestauungen im Holzelement. Die Schlange an der Kaufhauskasse, der unaufmerksame Verkehrsteilnehmer, Wartezeiten am Bahnhof oder Flughafen, ein Fehler des Servicepersonals im Hotel – alles wird den Betroffenen zum Ärgernis. Der Kopf läuft rot an, der Blutdruck steigt in bedenkliche Höhen, und je nach Temperamentslage wird der Mensch laut und aggressiv oder aber er bleibt ganz still und schluckt seinen Ärger hinunter.

»Aufsteigendes Leber-Qi« nennen die Chinesen diese Form des Energie-Ungleichgewichts. Für seine Mitmenschen ist der davon betroffene, schwierige Zeitgenosse oft eine Herausforderung, aber auch er selbst leidet an den gestauten

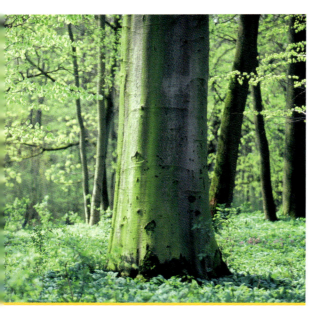

Das Holzelement charakterisiert sich durch ein hohes Energiepotenzial, das sich mit voller Kraft entfalten möchte – wie ein Baum im Frühling.

Energien. Wie gern würde er sich öfter mal entspannen und auch in vermeintlich ärgerlichen Situationen innere Gelassenheit bewahren! Unterdrückt er allerdings seine heftigen Emotionen, führt dies häufig zu Depressionen. Umgekehrt ausgedrückt, entsteht die depressive Stimmung oft durch nicht gelebte Gefühle im Holzelement. Die Lösung des Problems besteht darin, das Holzelement zu beruhigen, damit seine Energie wieder frei fließen kann.

Den Energiestau lösen

Durch säuerliche Speisen und Getränke (zum Beispiel kühler Zitronensaft mit Wasser verdünnt) sowie durch kühlende Lebensmittel aus dem Holzelement lässt sich der Leber-Qi-Stau auflösen. Die Leber entspannt sich, der Mensch kann aufatmen, seine Muskeln werden locker, und das Leben macht wieder Freude, weil das Feuerelement vom freien Fluss der Holzenergie profitiert (Holz »füttert« das Feuerelement; Feuer entspricht der Emotion Freude). Der Magen entspannt sich, weil er nicht mehr den Angriffen der Leber ausgesetzt ist (Holz kontrolliert Erde, ein übermächtiges Holzelement greift die Erde an).

Stress für die Leber

Lebensphasen des Umbruchs setzen die Leber enormem Stress aus. Weil die vielen Gefühle, die mit Veränderungs- und Entwicklungsprozessen einhergehen, danach verlangen, verarbeitet zu werden; neue Anpassungen müssen vorgenommen werden. Kleine Kinder in der Trotzphase, Jugendliche in der Pubertät, Erwachsene in der Lebensmitte durchleben die heftig wechselnden Gefühle, den heftigen Zorn, die plötzliche Verzweiflung eines unharmonischen Holzelementes. Kommen wir nach solchen Umbrüchen wieder ins Gleichgewicht, so sorgt die Leber im Gegenzug für ein gutes Durchsetzungsvermögen, die Fähigkeit, Grenzen angemessen zu setzen, und die Freude an intensiven Gefühlen.
Mit dem folgenden Test (Seite 53) finden Sie heraus, ob Ihr Holzelement im Gleichgewicht oder die Energie gestaut bzw. blockiert ist. Halten Sie sich entsprechend Ihrem Testergebnis zwei bis drei Wochen lang an die Empfehlungen im Auswertungsteil und wiederholen Sie dann den Test ein weiteres Mal; vergleichen Sie die Ergebnisse.

Anzeichen für Ungleichgewicht im Holzelement

- **Alles, was heftig, plötzlich und sehr dynamisch einsetzt:** ein rascher Fieberanstieg innerhalb kurzer Zeit, der heftige Ausbruch einer Nesselsucht, der plötzliche, extreme Juckreiz einer Hauterkrankung, die explosionsartigen Niesattacken des Heuschnupfens
- **Alles, was raschem Wechsel unterliegt:** die schwankenden Stimmungen eines »himmelhoch jauchzend – zu Tode betrübt«, der Wechsel von depressiven und manischen Zuständen, das plötzliche Einsetzen und ebenso plötzliche Verschwinden von Krankheitssymptomen
- **Alles, was mit hormonellen Prozessen in Zusammenhang steht:** Beschwerden der Pubertät, der Schwangerschaft, des weiblichen Monatszyklus, des Klimakteriums, das »Prämenstruelle Syndrom«
- **Alle heftigen Schmerzzustände** mit bohrender, klopfender, stechender oder brennender Qualität; bei Kopfschmerzen besonders der einseitige Schmerz
- **Alle Schmerzzustände von Muskeln und Sehnen:** muskuläre Verspannungen, »schwache Sehnen«, Muskelkater, Muskelschmerzen
- **Alle Augenerkrankungen, die heftig und plötzlich auftreten:** Bindehaut-, Regenbogenhaut-, Hornhautentzündung; juckende Augenentzündungen bei Heuschnupfen
- **Alle Erkrankungen, die von Wind verursacht sind:** Zugluftempfindlichkeit, Beschwerden bei Sturm oder plötzlichem Wetterwechsel, Muskelverspannungen nach Zugluft im Auto
- **Alle Erkrankungen, die regelmäßig im Frühjahr auftreten:** Heuschnupfen, Kopfschmerz bei Frühjahrsstürmen und Föhn
- **Alle Erkrankungen der Leber und der Gallenblase:** Gallenkoliken mit heftigen, plötzlichen Schmerzen, Leberstoffwechselstörungen (funktionell/organisch), Leberentzündungen
- Extreme Vorliebe für oder Abneigung gegen **Saures**
- Ein zornig-reizbares **Gemüt**

Test: Ist mein Holzelement im Gleichgewicht?

Zählen Sie bitte, wie viele der folgenden Aussagen auf Sie zutreffen. Für jedes »Ja« gibt es einen Punkt.
- Ich bin oft aufbrausend und jähzornig.
- Oft fühle ich mich so gereizt, dass ich am liebsten fortlaufen würde.
- Meine Stimmungen wechseln meist sehr plötzlich.
- Wenn ich krank werde, geschieht das ganz plötzlich; aber ebenso schnell bin ich wieder gesund.
- Mir ist oft zu heiß.
- Ich schwitze viel; mein Körper fühlt sich dabei heiß an.
- Körperliche Hitze und Kälte wechseln bei mir rasch ab.
- Um mich wohl zu fühlen, brauche ich viel Bewegung.
- Ich leide unter trockener, juckender Haut und Schleimhaut.
- Ich liebe Saures und Säuerliches.
- Gelegentlich leide ich unter heftigen, pulsierenden Kopfschmerzen.
- Wenn ich mich geärgert habe, muss ich das oft durch körperliche Beschwerden büßen.

Auswertung

1–6 Punkte: Die Energie Ihres Holzelementes ist phasenweise angespannt oder blockiert. Einmal am Tag sollten Sie Ihre Leber mit kühlen Lebensmitteln aus dem Holzelement versorgen.

7–12 Punkte: Die Energie Ihres Holzelementes ist häufig angespannt oder blockiert. Versuchen Sie, jede Mahlzeit mit kalten und kühlenden Lebensmitteln aus dem Holzelement anzureichern. Nehmen Sie warme und heiße Lebensmittel des Holzelementes nur ausnahmsweise zu sich.

Energieausgleich im Holzelement

Mit den folgenden Rezepten können Sie Ihr Holzelement ins Gleichgewicht bringen und die Leber entspannen. Ihr Leberfunktionskreis wird Sie dann mit positiven Gefühlen, einer frischen, wachen Aufmerksamkeit, Lebensfreude, Durchsetzungskraft und spontaner Energie beschenken, denn dies sind Zeichen des harmonischen Holzelementes.
Im Zyklus der Fünf Elemente steht das Holzelement für den sichtbaren Beginn allen Lebens. Das im Zyklus dem Holzelement vorangestellte

Lebensmittel des Holzelementes

kalt/kühl	neutral	warm/heiß
grüne Bohne	Grünkern	Essig
Blattsalate	Weintraube	Lauch
Apfel	Rinderleber	Schweineleber
Tomate	Petersilie	Kirsche
Spinat	Zwetschge	Sesam
Ananas	Süßkartoffel	Haselnuss
Kiwi	Mandarine	Himbeere
Jogurt	Hagebutte	Languste

Wasserelement – verborgener, unsichtbarer Lebensbeginn – füttert das Holzelement mit seiner Kraft; das Holz- wiederum füttert das nachfolgende Feuerelement. Kontrolliert wird das Holz- vom Metallelement. Ein Ungleichgewicht im Holzelement kann verschiedene Ursachen haben. Da alle Elemente im Zyklus miteinander verbunden sind, wirkt sich jedes Ungleichgewicht auf das gesamte System aus. Bitte prüfen Sie deshalb auch die Energieverteilung in den übrigen Elementen. Erst die gut gewählte Speisenkombination, die alle Elemente angemessen berücksichtigt, bringt optimalen Nutzen für Ihre Gesundheit.

Die richtige Nahrung verhindert Energieblockaden

Im westlichen Kulturkreis leiden die meisten Menschen an einem blockierten Holzelement. Eine »gute« Erziehung und jahrelanges Training haben dazu geführt, dass wir unsere Gefühle hinunterschlucken oder gar nicht erst bemerken. Eines Tages mag dann diese gesammelte, unterdrückte Gefühlsladung zum Ausbruch kommen. Und alle wundern sich etwa, dass eine sonst ruhige, nette Frau plötzlich »ausrastet«. Ihr ist eine »Laus über die Leber gelaufen« – der Leber-Qi-Stau hat sich explosionsartig entladen. Um die Leber kontinuierlich zu entspannen und Stauungen mit plötzlichen Ausbrüchen zu vermeiden, benötigen Sie erfrischende Nahrung aus dem Holzelement, und zwar regelmäßig.

Die folgenden Rezepte sind nach dem Zyklus der Fünf Elemente aufgebaut. Nacheinander wandern dabei die Nahrungsmittel eines jeden Elementes in den Kochtopf. Die Leber wird so mehrfach versorgt: direkt über Speisen des Holzelementes und indirekt über eine Stärkung der übrigen Elemente. Harmonie entsteht. Die vereinte Kraft aller Elemente unterstützt Ihre Gesundheit und Ihr allgemeines Wohlbefinden auf genussvolle Weise.

Rezepte

Die Rezepte sind für jeweils vier Personen berechnet. Die Angaben in Klammern hinter den Zutaten stehen für das jeweilige Element (H = Holz, F = Feuer, E = Erde, M = Metall, W = Wasser).
Wie bereits deutlich gemacht, ist es für die Fünf-Elemente-Ernährung besonders wichtig, die Zutaten in der energetisch richtigen Reihenfolge – das heißt im Uhrzeigersinn des Elemente-Zyklus – in die Gerichte zu geben. Beim Zubereiten der folgenden Rezepte durchlaufen Sie jeweils mindestens einmal nacheinander alle Fünf Elemente.

Grünkernmüsli mit Sauerkirschen

Dieses leckere Frühstück gibt Power für den Vormittag. Grünkern und Schattenmorellen sind echte Muntermacher für den Leberfunktionskreis. Ein Tipp für Eilige: Kochen Sie alle zwei bis drei Tage eine größere Portion Grünkern und bewahren Sie sie im Kühlschrank auf.

> 200 g Grünkern · 1 EL Süßrahmbutter · Pfeffer aus der Mühle · 600 ml Wasser oder Gemüsebrühe · Meersalz · 1 Glas Schattenmorellen (ca. 450 ml) · 1 Prise Paprikapulver · 2 Eigelbe · Ahornsirup oder Honig (nach Belieben)

1. Den Grünkern (H) in einen Topf und aufs Feuer (F) geben; bei mittlerer Temperatur gut 10 Min. rösten. Dabei öfter umrühren. Süßrahmbutter (E) zugeben. Nach Geschmack pfeffern (M). Wasser (W), besser Gemüsebrühe (W), zugießen und 15 Min. zugedeckt fertig garen.

5 Min. ziehen lassen, 1 Prise Meersalz (W) einstreuen. Die abgetropften Schattenmorellen (H) darüber verteilen. (Den Saft können Sie, wenn Sie möchten, mit Wasser verdünnt trinken.)

2. Paprikapulver (F) darüber streuen und die beiden Eigelbe (E) unterheben. Nach Belieben mit Ahornsirup (E) oder Honig (E) abschmecken und servieren.

Löwenzahnsalat mit Ei und Brotwürfeln

Eine wunderbar leichte Mittagsmahlzeit, die Sie sich auch in der Box zur Arbeit mitnehmen können. Oder Sie genießen diesen Salat als Auftakt zum Fünf-Elemente-Menü. Ihr Holzelement wird es Ihnen danken und Ihnen die für Verdauung und Fitness nötigen Säfte zur Verfügung stellen.

> 6 EL Apfelessig · 2 Prisen Paprikapulver · 12 EL Sonnenblumenkernöl · 1 TL Dijonsenf · Pfeffer aus der Mühle · 2 EL Sojasoße · 600 g Löwenzahn · 4 Eier · Apfelessig · 200 g entrindetes Weißbrot · 3 EL Süßrahmbutter · 2 Prisen Paprikapulver · Dijonsenf · Pfeffer aus der Mühle

1. In einer großen Schüssel zuerst die Marinade aus Apfelessig (H), Paprikapulver (F), Sonnenblumenöl (E), Dijonsenf (M), Pfeffer (M) und Sojasoße (W) verrühren, damit sich die Aromen mischen können.

2. Wasser (W) in eine Schüssel geben und den Löwenzahn (H) sorgfältig darin waschen, abtropfen lassen und in 2 cm lange Stücke schneiden.

3. Wasser (W) in einen Topf geben. Einen Spritzer Apfelessig (H) hinzufügen, aufs Feuer (F) bringen und kochen lassen. Die angepiksten Eier (E) zugeben und je nach Größe in 6–8 Min. hart kochen, abschrecken, schälen und klein schneiden.

4. Das Weißbrot (E) in Würfel schneiden. Eine Pfanne auf mittlere Temperatur erhitzen (F), die Süßrahmbutter (E) darin schmelzen lassen und die Brotwürfel (E) darin knusprig braten, dabei ständig wenden.

5. Den gut abgetropften Löwenzahn (H) in die Marinade (W) geben und kräftig mischen, etwas Paprikapulver (F) darüber streuen und die klein geschnittenen Eier (E) und Brotwürfel (E) darüber verteilen. Wer es scharf mag, kann noch Dijonsenf (M) und Pfeffer (M) darüber geben.

Dieser Löwenzahnsalat mit Ei und Brotwürfeln ist zu jeder Jahreszeit ein Genuss. Doch besonders zum Frühlingsanfang verscheucht der Löwenzahn die Wintermüdigkeit und bereitet Ihren Organismus auf einen glücklichen neuen Jahreszyklus vor.

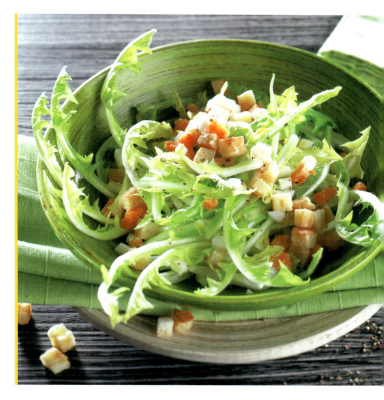

Grüne-Bohnen-Tomaten-Gemüse

Zwischenmahlzeit für erschöpfte Frische-Fans: Dieses Gemüse harmonisiert und stärkt Leber (Holz) und Herz (Feuer). Das Leber-Qi kann wieder frei fließen, und durch die Zubereitung haben Ihre Verdauungsorgane leichte Arbeit. Auch unterwegs oder im Büro schmeckt dieses Gericht aus der Box ausgezeichnet. Gutes Vollkornbrot dazu füttert zusätzlich Ihr Erdelement.

> 500 g breite grüne Bohnen · 3 EL Zitronensaft · 500 g Kirschtomaten · 2 Bund glatte Petersilie · 1 Radicchio · 1 EL Süßrahmbutter · Pfeffer aus der Mühle · Meersalz · einige Stängel frisches Basilikum

1. Die Bohnen (H) waschen, in Rauten schneiden und in einen Topf geben. 2 EL Zitronensaft (H) hinzufügen. Die Tomaten (H) waschen. Die Petersilie (H) waschen und klein schneiden. Den Radicchio (F) halbieren, waschen und klein schneiden.
2. Tomaten, Petersilie und Radicchio zu den Bohnen geben, Butter (E) und Pfeffer (M) hinzufügen. Zugedeckt 12 Min. dünsten. Vom Herd nehmen, vorsichtig salzen (W). Den restlichen Zitronensaft (H) darüber gießen und mit Basilikum (F) garnieren.

Staudensellerie mit gebratener Entenleber

Staudensellerie und Entenleber befreien und beruhigen (= kühlen) die gestaute Leberenergie und stellen alles zur Verfügung, was für den Yin-Aufbau benötigt wird. Wenn Sie erschöpft sind, wird Sie dieses Mahl entspannen und stärken. Es eignet sich wunderbar als Hauptmahlzeit.

> 1 Staudensellerie · 4 Entenlebern · Paprikapulver · 1 EL Süßrahmbutter · Pfeffer aus der Mühle · Meersalz · 2 EL Balsamessig · 2 EL saure Sahne · 1 Bund glatte Petersilie

1. Sellerie (H) waschen, klein schneiden und in einer Pfanne verteilen. Entenlebern (H) darauf legen, mit Paprikapulver (F) bestreuen und bei mittlerer Hitze auf den Herd stellen.
2. Süßrahmbutter (E) dazugeben und die Lebern je Seite etwa 8 Min. schmoren. Mit Pfeffer (M) bestreuen, herausnehmen und vorsichtig salzen (W). Bei 75° im Backofen warm halten.
3. Den Bratensatz mit Essig (H) loskochen, vom Herd nehmen. Sahne (H) einrühren (die Pfanne darf nur warm sein, sonst gerinnt die Soße) und wieder auf den Herd stellen.
4. Petersilie (H) waschen und dazugeben. Paprikapulver (F) hinzufügen und die Soße sämig einköcheln lassen. Den Sellerie mit der Soße auf vier Tellern anrichten und die Lebern darauf setzen.

Holz: Jung, frisch und voller Energie

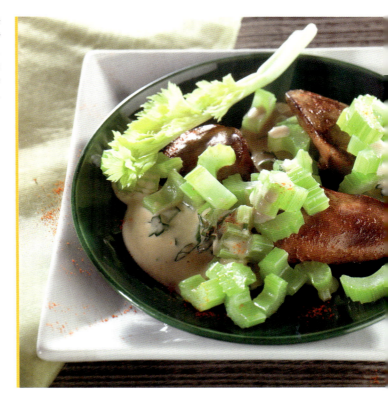

Staudensellerie mit gebratener Entenleber stärkt Ihre Leber. Dieses Gericht lässt sich unterwegs und im Büro auch kalt genießen.

Kaninchenkeulen mit Pesto

Dieses Gericht füttert den materiellen Anteil (Yin) der Funktionskreise von Leber und Herz. Holz- und Feuerelement erhalten so die besten Voraussetzungen für einen harmonischen Energiefluss. Profitieren Sie vom Säfte- bzw. Yin-Aufbau, den dieses Hauptgericht fördert.

2 Kaninchenkeulen · 1 Bund Rucola · 4 Wacholderbeeren · 4 EL Pesto · Olivenöl · 4 Knoblauchzehen · gemahlener Pfeffer · Meersalz · Zitronenschale, unbehandelt · Paprikapulver · Süßrahmbutter · Öl zum Braten · Weißwein · 1 EL saure Sahne · süße Sahne · 1 EL Senf

ELEMENTEKÜCHE – GESUND UND LECKER

1. Die Kaninchenkeulen (H) von den Knochen befreien, flach ausbreiten und mit gewaschenen Rucolablättern (H) belegen. Die Wacholderbeeren (F) zerdrücken und darüber geben. Pesto (F) und etwas Olivenöl (E) darauf geben.

2. Knoblauchzehen (M) schälen, fein würfeln und über die Keulen verteilen. Die Keulen zusammenklappen und mit Zahnstochern feststecken. Pfeffern (M) und vorsichtig salzen (W). Etwas Zitronenschale (H) fein reiben und die Keulen damit bestreichen. Mit Paprikapulver (F) bestreuen und in eine bereits leicht erhitzte Pfanne legen.

3. Sofort etwas Süßrahmbutter (E) und wenig Öl (E) dazugeben und die Kaninchenkeulen von beiden Seiten knusprig braten (pro Seite etwa 12 Min.). Nochmals pfeffern (M) und vorsichtig salzen (W). Die Keulen aus der Pfanne nehmen und bei 75° im Backofen warm halten.

4. Bratensatz in der Pfanne mit etwas Weißwein (H) ablöschen. Saure Sahne (H) einrühren und erwärmen. Mit wenig Paprikapulver (F), süßer Sahne (E) und Senf (M) binden, vorsichtig mit Meersalz würzen (W). Soße auf die Teller verteilen und die in Scheiben geschnittenen Kaninchenkeulen darauf setzen.

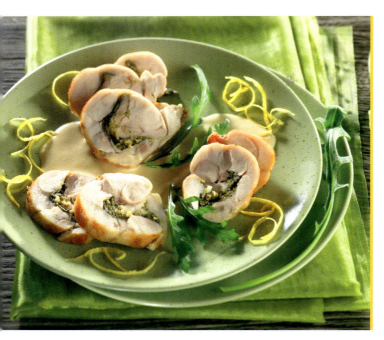

Kaninchenkeulen mit Pesto sind besonders für Frauen während der Menses wie auch für ältere Menschen geeignet. Denn dieses Gericht fördert die Yin-Energie, wirkt also unterstützend und stärkend.

Feuer: Reinste Herzensfreude

Sommerhitze – Zeit der Reifung. Im Feuerelement vollendet heiße Energie den nächsten Entwicklungsschritt. Feuer ist die verschmelzende, umwandelnde Kraft, der Leben spendende Motor unseres Sonnengestirns und der Mittelpunkt des Jahreszyklus.

Entsprechungen des Feuerelementes

Noch bis weit ins letzte Jahrhundert hinein kochte man fast überall auf der Erde über dem offenen Feuer. Der Herd bzw. die Küche war das häusliche Begegnungszentrum. Und der Widerschein des wärmenden Kaminfeuers in den Gesichtern einer gemütlichen Runde brachte einen ganz besonderen Geist zum Vorschein (Geist heißt im Chinesischen »Shen« und ist dem Feuerelement zugeordnet): die friedlich geborgene Sicherheit der Gemeinschaft, die das Herz öffnet, Körper und Seele erfreut. Nach chinesischer Tradition werden die Energien des Feuerelementes dem Funktionskreis des Herzens zugeordnet. Menschen mit harmonischem Feuerelement besitzen ein gutes Herz und eine warme Ausstrahlung. Wo das Ich in seiner Mitte ruht, entsteht natürliche Autorität, die andere ganz selbstverständlich respektieren. Schon immer ordnete man in China daher den Herrscher dem Feuerelement zu. Befindet sich die Feuerkraft jedoch nicht im

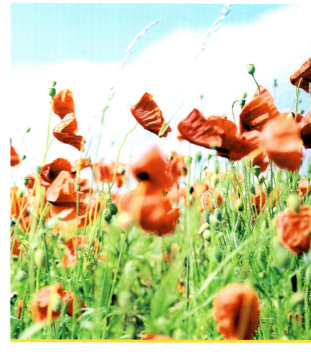

Das Feuerelement entspricht jahreszeitlich dem Sommer, der Zeit, in der alles in der Natur sprießt, blüht und reift.

Gleichgewicht, entsteht Tyrannei – ein aufgeblasenes, überhebliches Ich – oder aber ihr Gegenteil: ein verunsichertes, schüchternes Individuum.

Element der Freude

Die Freude ist dem Feuerelement zugeordnet, und wie alle anderen Gefühle sollte auch sie sich in einem harmonischen Gleichgewicht befinden. Aus westlicher Sicht verstehen wir zunächst nicht, dass man in China ein Übermaß an Freude für möglich hält. Freude, so würden wir denken, kann niemals zu viel werden. Manche Menschen erfahren allerdings dennoch die Folgen der unregulierten, aus dem Gleichgewicht geratenen Freude. Der ältere Mensch, der vor lauter Freude bei einer guten Nachricht einen Herzinfarkt erleidet, schwächt durch überschießende Energien sein Herz-Kreislauf-System. Und der aus einer Depression erwachte Mensch, der plötzlich wieder seine Kräfte spürt und vor Freude darüber überschießend, also »manisch« reagiert, wird gleichzeitig ruhelos, schlaflos und hektisch; wichtige Entscheidungen trifft er vorschnell und unbedacht. Hier fehlt die gesammelte Ich-Kraft, welche die »heißblütigen Pferde« der Gefühlskraft zügelt und lenkt.

Der Wagenlenker

Der antike griechische Philosoph Platon beschrieb die Menschen als Wagenlenker: Ein stolzes, kraftvolles Gespann edler Pferde (alle unsere Fähigkeiten und Energien) zieht den Wagen (den Körper). Damit das Gespann sicher seinen Weg verfolgen kann, muss unsere Persönlichkeit als Wagenlenker das richtige Maß an Klugheit und Durchsetzungsvermögen an den Tag legen. Erst die harmonische Steuerung feuriger Kräfte schenkt Erfüllung.

Wenn Sie sich Ihrer eigenen Situation als Wagenlenker im Sinne Platons bewusst werden möchten, können Sie eine kleine Skizze anfertigen, in der Sie Ihre wichtigsten Kräfte (zum Beispiel Klugheit, Geduld, Disziplin, Durchsetzungsvermögen, Selbstvertrauen, Konsequenz, Humor oder Gerechtigkeitssinn) jeweils einem Zugpferd zuordnen.

Beobachten Sie dann eine Zeit lang im täglichen Leben, ob Sie Ihre »Pferde«, Ihre individuellen Stärken, schon wirklich gut lenken. Falls

Indem Sie eine Skizze für den Wagenlenker anfertigen, erfahren Sie mehr über sich selbst, weil Sie gezwungen sind, über Ihre Stärken nachzudenken.

nicht, überlegen Sie, welche Veränderungen dafür sorgen könnten, dass Ihr Pferdewagen optimal rollt, dass also Ihr Organismus und Ihr Energiehaushalt ausgewogen sind. Vielleicht könnten Sie beispielsweise mehr für sich selbst tun, statt immer nur für andere zu sorgen. Oder umgekehrt: Wenn Sie jemand sind, der oft im Mittelpunkt steht und mühelos die Aufmerksamkeit seiner Mitmenschen auf sich zieht, üben Sie sich doch einmal darin, etwas mehr loszulassen, abzugeben, ab und zu auch passiv zu sein und anderen Ihre Aufmerksamkeit zu schenken.

Die richtige Nahrung schenkt »Herzensglück«

Reinste Herzensfreude, das pure Glück des menschlichen Daseins schenkt das Feuerelement denjenigen, die es in Harmonie zu bringen verstehen. Speisen und Getränke mit bitterem Geschmack erfreuen beispielsweise die Seele und geben dem Herzen Nahrung – »Was bitter dem Mund, ist dem Herzen gesund«, sagt schon ein altes Sprichwort.
Große Hitze und extreme Trockenheit bringen die Kraft des Feuerelementes dagegen aus dem Gleichgewicht. Ein besonders heißes Klima – auch ein längerer Aufenthalt in extrem heißen Gebieten – oder der übermäßige Genuss von austrocknenden Stimulanzien wie beispielsweise Nikotin und Alkohol greifen den Funktionskreis des Herzens an (siehe »Ernährungstipps für den Yang-Typ«, Seite 24). Die Freude des Herzens steigert sich dann ins Erschöpfende, und Hektik, Manie, ein unaufhaltsamer Redefluss sowie Schlaflosigkeit stören die natürliche innere Ruhe. Besteht das Ungleichgewicht über lange Zeit, das heißt über mehrere Jahre, kann es auch zu organischen Herz-Kreislauf-Erkrankungen kommen. Dauerhaftes Glück und lang anhaltende Herzensfreude finden Sie hingegen nur dann, wenn Ihr Feuerelement gut ausbalanciert ist. Mit Hilfe des folgenden Tests können Sie feststellen, ob Ihr Feuerelement zurzeit im Gleichgewicht ist oder nicht. Sollten Sie ein Ungleichgewicht erkennen, können Sie dies über Ihre Nahrung regulieren und harmonisieren, denn der klug zusammengestellte Speiseplan schenkt Ihnen Ihr »Herzensglück«. Beherzigen Sie dafür die Hinweise in der Auswertung. Nach zwei bis drei Wochen sollten Sie dann den Test erneut machen – Sie werden wahrscheinlich feststellen, dass Ihr Feuerelement bereits viel ausgewogener geworden ist.

> Ausgewogenheit im Feuerelement stärkt das Herz und erfreut die Seele – natürliche Autorität und Lebensglück können sich entwickeln.

Anzeichen für Ungleichgewicht im Feuerelement

> **Alle Erkrankungen des Herz-Kreislauf-Systems,** unter anderem auch funktionelle Herzsymptome (z. B. Herzrhythmusstörungen oder -schmerzen ohne organischen Befund)
> **Alle durch Hitze verursachten Beschwerden;** Kreislaufprobleme bei heißem, schwülem Wetter, schwere Beine mit Wassereinlagerungen, Krampfadern
> **Krankheiten, die vor allem in den Sommermonaten ausbrechen** oder sich von Juni bis September verschlimmern
> **Darmprobleme,** wie Beschwerden des Dünndarms, Durchfallneigung, Zwölffingerdarmgeschwüre, heftige Blähungen mit Druck aufs Zwerchfell; **Engegefühl** im Brustkorb und Herzbereich
> Eine **rote Zungenspitze**
> **Unruhe,** Nervosität, Hektik, Zerstreutheit
> **Schlafstörungen** mit Unruhe und Hitzewallungen, Albträume
> Brennender **Durst**
> **Gedächtnis- und Sprachstörungen,** Stottern, Wörter auslassen oder nicht finden
> Extreme Vorliebe für oder Abneigung gegen **Bitteres**

Test: Ist mein Feuerelement im Gleichgewicht?

Zählen Sie bitte, wie viele der folgenden Aussagen momentan auf Sie zutreffen. Für jedes »Ja« gibt es einen Punkt.
> Mein Gedächtnis lässt sehr zu wünschen übrig.
> Oft erwache ich nachts mit Herzklopfen, Unruhe und Schweißausbrüchen.
> Wenn ich aufgeregt bin, überschlagen sich meine Worte.
> Andere finden mich manchmal überdreht und aufgekratzt.
> Wenn ich aufgeregt bin, »schwebe« ich rasch einen Meter über dem Boden und verliere meine Mitte.
> Ich leide oft unter Albträumen.

> Ich liebe Speisen und Getränke mit bitterem Geschmack.
> Oft bin ich erschöpft und gleichzeitig nervös.
> Heitere Gelassenheit erlebe ich selten.
> Speisen und Getränke mit bitterem Geschmack sind mir unangenehm.
> Ich leide öfter an Herzklopfen ohne organischen Grund (sollte internistisch abgeklärt werden).
> Ich habe häufig ein gerötetes Gesicht oder gerötete Wangen.

Auswertung

1–6 Punkte: Ihr Feuerelement ist phasenweise im Ungleichgewicht. Bitte wählen Sie täglich mindestens einmal kühlende Nahrungsmittel aus dem Feuerelement, zusätzlich zu den Lebensmitteln der übrigen Kategorien. Und achten Sie auf jeden Fall auf ausreichend Flüssigkeitszufuhr!

7–12 Punkte: Ihr Feuerelement benötigt besondere Unterstützung. Bitte wählen Sie bei allen Mahlzeiten schwerpunktmäßig neutrale und kühlende Lebensmittel aus dem Feuerelement. Verzichten Sie so weit wie möglich auf Stimulanzien (Kaffee, Tee, Tabak, anregende Limonaden, Alkohol), und achten Sie darauf, ausreichend Wasser zu sich zu nehmen. Auch Entspannungsübungen, zum Beispiel autogenes Training, Progressive Muskelrelaxation nach Jacobson, Qigong, Taiji Quan, Atemtherapie oder Herzintegration nach Steven Rochlitz, unterstützen Sie darin, Ihr Feuerelement auszubalancieren.

Lebensmittel des Feuerelementes

kalt/kühl	neutral	warm/heiß
Rote Bete	Feldsalat	Rosenpaprika
Hafer, Weizen	Radicchio	gegrilltes Fleisch
Chicorée	Knollensellerie	Rosenkohl
Endiviensalat	Preiselbeeren	Buchweizen
Topinambur	Kalbsbries	Aprikose
Olive	Paprikapulver	grüner Tee
Grapefruit		Bitterschokolade

Energieausgleich im Feuerelement

Mit den folgenden Rezepten bringen Sie Ihr Feuerelement ins Gleichgewicht. Das Feuerelement schenkt Ihnen Herzensglück und Lebensfreude, wenn es sich in Harmonie befindet. Genießen Sie die entspannte Gelassenheit, aus der heraus sich alles wie von selbst entfaltet.
Ein ausgewogener Holzfunktionskreis füttert Ihr Feuerelement mit der frei fließenden Kraft des Aufbruchs und bringt es zu seinem Höhepunkt. Um das Feuerelement auszubalancieren, benötigen Sie also auch die Holzenergie. Erst eine ausgewogene Kost jedoch, die alle Elemente enthält, schenkt Ihnen die Herzensfreude eines harmonischen Lebens.

Rezepte

Alle Gerichte sind für jeweils vier Personen berechnet. Die Angaben in Klammern hinter den Zutaten stehen für das jeweilige Element (H = Holz, F = Feuer, E = Erde, M = Metall, W = Wasser).

Buchweizengrütze mit Preiselbeeren

Dieses leckere Gericht, das sich hervorragend als Frühstück oder als kleine Zwischenmahlzeit eignet, unterstützt das Yin im Feuerelement.

> 200 g Buchweizen · 2 EL Süßrahmbutter · Pfeffer aus der Mühle ·
> 500 ml Gemüsebrühe · 1 EL Apfelessig · 1 kleines Glas Preiselbeeren
> oder/und Mandelblättchen

1. Einen Topf aufs Feuer (F) stellen (mittlere Temperatur). Die Buchweizenkörner (F) einstreuen und gut 15 Min. unter häufigem Rühren rösten. Die Süßrahmbutter (E) zugeben, Pfeffer aus der Mühle (M) nach Geschmack hinzufügen und mit der Gemüsebrühe (W) auffüllen.
2. Den Apfelessig (H) zugeben und zugedeckt in 20–25 Min. fertig garen, bis die Körner aufplatzen. 5 Min. auf der abgeschalteten Herdplatte ziehen lassen. Die abgetropften Preiselbeeren (F) und/ oder Mandelblättchen (F) darüber streuen und servieren.

Feuer: Reinste Herzensfreude

Buchweizengrütze mit Preiselbeeren ist eine leckere Alternative zum Müsli. Der Buchweizen ist ein Knöterichgewächs und keine Getreideart. Der Name ist von dem dreieckigen Fruchtkorn abgeleitet, das an Bucheckern erinnert. Buchweizen wird seit Jahrhunderten wie Getreide verarbeitet und hat ein intensiv nussiges Aroma. Er unterstützt Ihr Feuerelement ideal.

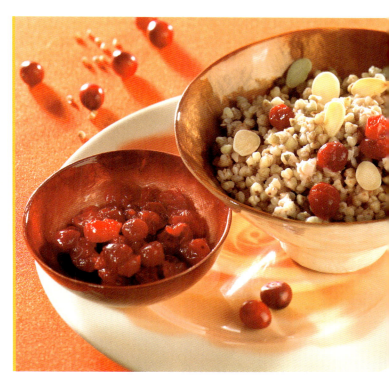

Endiviensalat mit gebratener Hühnerleber

Diese leckere Hauptmahlzeit können Sie auch im Büro oder unterwegs genießen. Sie spendet Ihrem Feuerelement viel Yin-Energie. Nutzen Sie sie, wenn Sie sich gestresst fühlen und hektisch sind.

> 6 EL Apfelessig · Paprikapulver · 12 EL Sonnenblumenöl · Pfeffer aus der Mühle · 2 TL Dijonsenf · 2 EL Sojasoße · 1 Bund glatte Petersilie · 2 Endiviensalatköpfe · 300 g Hähnchenleber · 2 EL Sojasoße · 2 TL Balsamessig · 1 TL Olivenöl · 3 EL Süßrahmbutter · 3 Prisen Curry- oder Chilipulver · Meersalz

1. In einer großen Schüssel Apfelessig (H), 2 Prisen Paprikapulver (F), Sonnenblumenöl (E), Pfeffer (M), Dijonsenf (M), Sojasoße (W) und die gewaschene, abgetropfte und klein geschnittene Petersilie (H) vermischen.
2. Den Endiviensalat (F) putzen, klein schneiden und waschen. Abtropfen lassen. Die Hähnchenleber waschen und mit Küchenpapier trockentupfen.
3. Sojasoße (W), 1 TL Balsamessig (H), 2 Prisen Paprikapulver (F), Lebern (F) und Olivenöl (E) in eine Schüssel geben, mischen und 10 Min. marinieren.
4. Eine Pfanne bei mittlerer Temperatur (F) erhitzen, die Süßrahmbutter (E) darin schmelzen. Lebern zugeben und von allen Seiten knusprig braten, Curry- und/oder Chilipulver (M) darüber streuen und salzen (W).
5. Mit der Lebermarinade den Bratensatz lösen und mit Balsamessig (H) abschmecken. Endiviensalat (F) in die Marinade geben, mischen und die Lebern darüber verteilen.

Lammspießchen auf Rosmarin

Dieses Hauptgericht fördert den Yang-Aufbau im Feuerelement. Wenn Sie sich gleichzeitig erschöpft, ausgelaugt und hektisch fühlen, balanciert es Ihren Herzfunktionskreis. Energie und Wohlbefinden kehren zurück.

> 800 g Lammkeule ohne Knochen · 16 Rosmarinzweige · 4 EL Olivenöl · 16 grüne Pfefferkörner · 1 kleine Zwiebel · 4 Knoblauchzehen · 3 EL Sojasoße · 1 kleine Lauchstange · 1 TL Balsamessig · 4 Wacholderbeeren · Pfeffer aus der Mühle · Meersalz

1. Die Lammkeule (F) waschen, trockentupfen und in gut 1 cm dicke Scheiben schneiden, dann in 16 etwa 1 bis 1,5 cm breite Streifen.
2. Die Rosmarinzweige (F) von den Blättchen befreien (gegen den Strich mit den Fingern abstreifen), an den Spitzen ein paar Blätter belassen. Die Stielenden schräg mit dem Messer anschneiden und die Lammstreifen (F) wellenförmig aufspießen. In einem flachen Gefäß nebeneinander auslegen und mit 1 EL Olivenöl (E) begießen. Pfefferkörner (M) auf ein Brett legen, mit der flachen Seite eines Küchenmessers zerdrücken und über die Spießchen streuen.

3. Zwiebel (M) und Knoblauch (M) pellen, klein schneiden bzw. hacken und zugeben, ebenso die Sojasoße (W). Lauch (H) klein schneiden und waschen, Balsamessig (H), die klein gedrückten Wacholderbeeren (F) und 1 EL Olivenöl (E) zugeben und 10 Min. marinieren lassen. Dabei einmal wenden.

4. Zwei Pfannen aufs Feuer (F) stellen und bei mittlerer Temperatur erhitzen, die restlichen 2 EL Olivenöl (E) darin verteilen und die Spießchen von beiden Seiten in ca. 10 bis 12 Min. rosa braten. Pfeffern (M), salzen (W), den Bratensatz mit der Marinade losköcheln und über den Spießchen verteilen.

Lammspießchen auf Rosmarin sind eine Wohltat für Ihr Herz. Gönnen Sie sich dieses leckere Gericht, wenn Sie erschöpft und unruhig sind. Sie werden sich bald besser fühlen.

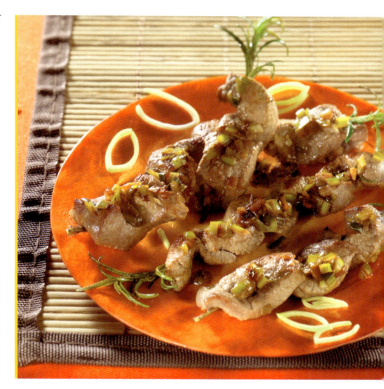

Salat Libero

Dieser erfrischende Salat unterstützt und reguliert sowohl die Leber (Holz) als auch das Herz (Feuer) und den Magen (Erde). Er stärkt das Herz-Yang und das Herz-Qi und stellt frische Säfte bereit – eine leckere Art, die Funktionskreise von Herz und Leber zu unterstützen. »Libero« heißt übrigens im Italienischen »frei«, denn der Salat befreit Sie von allzu düsteren Gedanken.

> 4 grüne Salatherzen · Paprikapulver · 2 Möhren · Pfeffer aus der Mühle · 1 EL Wasser · 4 reife Tomaten · 3 EL Balsamessig · 1 Salatgurke · 2 Bund Basilikum · 4 EL Olivenöl · Meersalz

1. Die grünen Salatherzen (H) waschen und putzen. Die zarten Salatblätter in eine Schüssel geben und etwas Paprikapulver (F) darüber streuen.
2. Die Möhren (E) waschen, putzen und dünn hobeln, auf den Salat geben. Pfeffer (M) und Wasser (W) hinzufügen.
3. Die Tomaten (H) kreuzförmig einschneiden, kurz mit kochendem Wasser überbrühen und die Haut abziehen. Die Kerne entfernen, die Tomaten achteln und zum Salat geben. Den Essig (H) darüber gießen.
4. Die Salatgurke (H) schälen, halbieren, die Kerne herausschaben. Die Gurkenhälften in Scheiben hobeln und mit gewaschenem Basilikum (F) zum Salat geben. Das Olivenöl (E) darüber verteilen, nochmals pfeffern (M) und vorsichtig mit Meersalz würzen (W).

Safranrisotto

Dieses Hauptgericht stärkt sowohl das Herz-Kreislauf-System (Feuer) als auch die Verdauung (Erde). Die Kraft des Herzens wird besonders unterstützt. Trübe Stimmung verfliegt – bereits der Duft des Safrans schenkt Freude, und Sorgen (Erde) lösen sich auf.

> 500 g Rundkornreis · 1 Zwiebel · 400 ml Wasser · 100 ml Weißwein · 0,4 g Safranfäden · 3 EL süße Sahne · Pfeffer aus der Mühle · Meersalz · 1 Zitrone, unbehandelt · Paprikapulver · Süßrahmbutter · Parmesan

Feuer: Reinste Herzensfreude

Safranrisotto ist ein wunderbares Gericht, das Sie im Handumdrehen aufmuntern kann. Probieren Sie es einmal, wenn Sie sich niedergeschlagen oder traurig fühlen. Es kann hier wahre Wunder wirken.

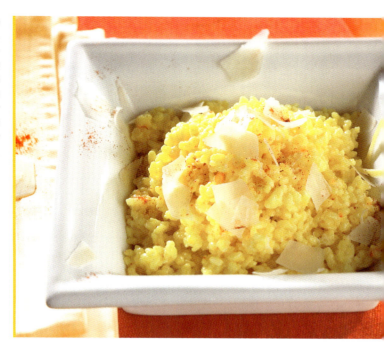

1. Den Rundkornreis (E) bei mittlerer Hitze ohne Fettzugabe in einem Topf etwa 12 Min. trocken rösten, dabei gelegentlich umrühren.
2. Die Zwiebel (M) pellen, klein würfeln und zum gerösteten Reis geben.
3. Wasser (W) und Wein (H) in einem Schraubglas aufschütteln und die Mischung (Sie können alternativ auch Brühe mit etwas Essig mischen) sowie die Safranfäden (F) zum Reis geben.
4. Die süße Sahne (E) ebenfalls zum Reis gießen und mit Pfeffer (M) und etwas Meersalz (W) abschmecken. Die Zitrone (H) waschen, mit einem Zestenreißer die Schale fein abziehen und diese ebenfalls zum Reis in den Topf geben.
5. Etwas Paprikapulver (F) hinzufügen, den Deckel auflegen und alles etwa 10 Min. garen. Dann den Herd abschalten, den Risotto aber im geschlossenen Topf noch weitere 10 Min. quellen lassen.
6. Die Süßrahmbutter (E) auf dem Reis verteilen und nochmals gemahlenen Pfeffer (M) darüber streuen. Anschließend den Parmesan (W) darüber hobeln. Erst ganz zum Schluss nochmals vorsichtig salzen (W).

ELEMENTEKÜCHE – GESUND UND LECKER

Erde: Was uns nährt

Den vier uns im Westen bekannten Jahreszeiten Frühling, Sommer, Herbst und Winter fügten die Chinesen schon vor Jahrtausenden eine fünfte hinzu: den Spätsommer. Die Zeit von Vollendung und Ernte erfüllt das Ziel allen Wachstums. Mutter Erde, lebenserhaltender Kraftquell, wird zum Symbol für alles, was uns nährt.

Entsprechungen des Erdelementes

Im menschlichen Körper ist der Funktionskreis von Milz, Magen und Bauchspeicheldrüse (medizinisch: Pankreas) dem Erdelement zugeordnet. Darüber hinaus werden weitere nahrungsverarbeitende Stationen des Organismus mit einbezogen, nämlich die Organe des Oberbauches und der Magen.
Sprechen die Chinesen von der »Milz« im Sinne der Fünf-Elemente-Lehre, so meinen sie damit gleichzeitig die Seele nährende – zwischenmenschliche – Beziehungen, die wir ja alle dringend zum Leben brauchen.

Bindegewebe

Während der Mensch im Feuerelement seine Ich-Reife erlangt, entwickelt er im Erdelement die Fähigkeit, seinen Radius zum Du zu erweitern, also Bindungen einzugehen. Das Bindegewebe – die alles verbindende Struktur in unserem Körper – symbolisiert dies auf der biologischen Ebene. Und ein

Der Kürbis ist ein passendes Symbol für das Erdelement, denn er reift im Spätsommer, der fünften Jahreszeit der Chinesen, und er ist gelb – trägt also die Farbe, die dem Erdelement zugeordnet ist.

kreativer, anregender Gedankenfluss, der nichts ausgrenzt, ergänzt die Entsprechungen des Erdelementes. Befindet sich die Kraft der Erde im Ungleichgewicht, so stagnieren die Gedanken – Sorgen entstehen, und grübelnd verstrickt sich der Mensch in »Teufelskreise«, die den lebendigen Fluss seiner Gefühle und Energien behindern.

Ordnung in die Gedanken bringen

So wie unser Verdauungsapparat Wertvolles von Unbrauchbarem trennt, das Nützliche integriert und das Überflüssige ausscheidet, so soll die Welt unserer Gedanken Ordnung finden. Erkennen, wofür ich zuständig bin, richtig entscheiden, richtig handeln und loslassen, was mich nicht betrifft – dies ist die Weisheit eines entspannten Geistes. Das bekannte Gebet eines abendländischen Mönches fasst dies zusammen:

Herr, lehre mich,
zu handeln, wo ich handeln kann,
loszulassen, wo ich nichts tun kann,
und gib mir die Klugheit,
das eine vom anderen zu unterscheiden.

Ein in diesem Sinne entspannter, aufmerksamer Mensch ruht in seiner Mitte und wird dadurch auch zum Mittelpunkt menschlicher Gemeinschaft. Seine gute »Erdung« macht die Begegnung mit ihm wohltuend und hilfreich. Eingebunden in erfüllende Beziehungen lebt er in der Harmonie von Geben und Nehmen.
Um Ihre Erdkraft besser kennen zu lernen, können Sie in einer ruhigen Stunde einmal alle Ihre Sorgen und Befürchtungen auflisten. Machen Sie sich anschließend anhand dieser Liste bewusst, für welche der genannten Bereiche, für welche Probleme Sie aktiv Lösungen entwickeln können. Alle übrigen (Sorgen um andere Menschen, Sorgen um die Zukunft und so weiter) packen Sie – in Ihrer Vorstellung – in eine große Schachtel, die Sie mit einem Band in Ihrer Lieblingsfarbe verschnüren. Dieses Paket übergeben Sie nun mit einer liebevollen Bitte um Fürsorge jener Ebene, die größer und weiser ist als Sie: Ihrem Schutzengel, der Schöpferkraft, dem Kosmos, dem Schicksal oder einfach allen beschützenden Kräften zwischen Himmel und Erde.

Anzeichen für Ungleichgewicht im Erdelement

› **Alle Erkrankungen, die in der Folge von feuchtkaltem oder feuchtschwülem Wetter auftreten,** beispielsweise Erkältungen, Magen-Darm-Grippe oder Magenverkühlungen
› **Alle Erkrankungen des Oberbauches und des Magens:** zum Beispiel Diabetes, Stoffwechselstörungen, Magengeschwüre, Magenübersäuerung, Blähungen, Völlegefühl, ein Gefühl des Aufgedunsenseins, Übelkeit, Erbrechen und Aufstoßen
› **Erkrankungen des Bindegewebes,** Bindegewebsschwäche, rheumatische Erkrankungen, entzündliche Prozesse und Stoffwechselschlacken im Bindegewebe
› **Erkrankungen der Mundhöhle:** Soor (Pilzbelag), Aphthen (Geschwür der Mundschleimhaut), Zahnfleischprobleme, Entzündungen der Mundschleimhaut, Lippenherpes
› **Über- und Untergewicht, Essstörungen** wie Magersucht oder Bulimie
› **Völlegefühl und Müdigkeit,** besonders nach den Mahlzeiten
› **Heißhungeranfälle**
› Extreme **Vorliebe für alles Süße**
› Oder aber: Extreme **Abneigung gegen alles Süße**
› Neigung zu grübeln und sich **Sorgen** zu machen

Mit Hilfe des folgenden Tests erfahren Sie, ob Ihr Erdelement zurzeit im Gleichgewicht ist. Eine gestörte Balance kann mit wärmender, Yang-betonter Nahrung ausgeglichen werden.
Ist das Erdelement in Harmonie, beschenkt es Sie mit dem süßen Gefühl zufriedener Ruhe, glücklicher Beziehungen und dem freien Fluss harmonischer und kreativer Gedanken. Sollten Sie ein Ungleichgewicht feststellen, halten Sie sich zwei bis drei Wochen lang an die Empfehlungen der Auswertung, und wiederholen Sie dann den Test noch einmal. Vermutlich werden Sie dann schon ein anderes Testergebnis haben.

Erde: Was uns nährt

Test: Ist mein Erdelement im Gleichgewicht?

Zählen Sie bitte, wie viele der folgenden Aussagen momentan auf Sie zutreffen. Für jedes »Ja« gibt's einen Punkt.
> Ich fühle mich oft schlapp und müde.
> Meine Hände und/oder Füße sind meist unangenehm kalt.
> Nach Mahlzeiten leide ich oft unter Völlegefühl und Aufgeblähtsein.
> Über Probleme denke ich oft tagelang nach, ohne eine befriedigende Lösung zu finden.
> Ich habe häufig Heißhungeranfälle.
> Süßes könnte ich unbegrenzt essen, auch wenn ich mich anschließend unwohl fühle.
> Wenn ich nachts wach liege, grüble ich lange über unerledigte Dinge und offene Fragen nach und kann nicht mehr einschlafen.
> Kurz nach dem Essen habe ich häufig schon wieder Hunger.
> Meine Beine fühlen sich oft schwer und geschwollen an.
> Meistens fühle ich mich nach dem Essen ausgelaugt, wie erschlagen.
> Ich leide unter Übergewicht, und die Pfunde wollen auch bei größter Disziplin einfach nicht schwinden.
> Es fällt mir schwer, harmonische, fröhliche Beziehungen zu anderen Menschen zu pflegen, auch wenn ich es gern möchte.

Auswertung

1–6 Punkte: Ihr Erdelement ist vorübergehend aus dem Gleichgewicht geraten. Bitte achten Sie darauf, ausreichend Lebensmittel aus den Kategorien »neutral«, »warm« und »heiß« des Erdelementes zu sich zu nehmen und die kühlen

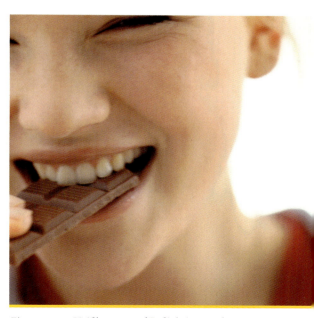

Ein extremer Heißhunger auf Süßigkeiten und Schokolade ist ein typisches Zeichen für ein aus dem Gleichgewicht geratenes Erdelement.

und kalten Nahrungsmittel nur als seltene Ergänzung einzusetzen. Genießen Sie öfter eine warme Mahlzeit und ein warmes Getränk, und »yangisieren« Sie die Nahrung (siehe »Ernährungstipps für den Yin-Typ«, Seite 21).

7–12 Punkte: Ihr Erdelement ist aus dem Gleichgewicht geraten. Bitte legen Sie den Schwerpunkt Ihrer Ernährung auf die neutralen, warmen und heißen Lebensmittel des Erdelementes. Verzichten Sie auf Kuhmilch und Milchprodukte (außer Butter und Sahne) und auch auf Rohkost und rohes Obst. Ihre Nahrung sollte grundsätzlich gekocht sein und viel Yang enthalten (siehe »Ernährungstipps für den Yin-Typ«, Seite 21). Falls Sie sich unbedingt Lebensmittel aus den Kategorien »kühl und kalt« wünschen, sollten Sie diese vor dem Verzehr mit Yang anreichern (Hitze zuführen und Feuchtigkeit reduzieren; siehe »Yangisieren«, Seite 23). Achten Sie darauf, sich fürs Essen Ruhe und ausreichend Zeit zu gönnen, um Ihre Mahlzeiten entspannt genießen zu können. Wenn Sie diese Empfehlungen berücksichtigen, wird Ihr Erdelement innerhalb von zwei bis drei Wochen energetisch wieder im Gleichgewicht sein. Wiederholen Sie dann zur Kontrolle diesen Test. Sollte sich Ihr Testergebnis nach diesem Zeitraum nicht verbessert haben, suchen Sie bitte einen erfahrenen TCM-Spezialisten auf.

Energieausgleich im Erdelement

Mit den im Folgenden vorgestellten Gerichten beglücken Sie Ihre Milz und schenken Ihrem Erdelement einen harmonischen Energiefluss. Es fügt sich dann in den Kreislauf der Fünf Elemente ein und spendet Ihnen das wohltuende Gefühl, irdisch geborgen und gut genährt zu sein.

Lebensmittel des Erdelementes

kalt/kühl	neutral	warm/heiß
Öle und Fette	Hirse	Dinkel
Erbsen	Kartoffeln	Fenchel
Milchprodukte	Kalbfleisch	Rindfleisch
Birnen	Datteln	Nüsse

Spüren Sie oft spontanen Heißhunger auf Süßes? Dies ist ein Hilfeschrei Ihres Erdelementes, das unter Energiemangel leidet. Ihr Körper sendet Ihnen Signale, damit Sie ihm über Ihre Speisenwahl zu neuer Energie verhelfen. Berücksichtigen Sie diese Botschaft, so werden Sie mit größerem Wohlbefinden belohnt. Die Lebensmittel im Erdelement sind vorwiegend süß. Wenn Sie genügend neutrale, warme und heiße Nahrung der Erde zu sich nehmen, wird Ihr Verlangen nach Industriesüße schnell nachlassen. So bringen Sie Ihr Erdelement ganz ohne Disziplin und Verzicht wieder ins Gleichgewicht.

Unser Verdauungsapparat ist heute vielfältigem Stress ausgesetzt. Rasche Mahlzeiten, Fastfood-Produkte, chemische Zusatzstoffe in Lebensmitteln, Nahrung, die nach langen Transportwegen ihre Kraft eingebüßt hat, ein hektisches Leben, Sorgen – all das schwächt das Milz- und Magen-Qi. Um Ihr Erdelement auszubalancieren, sollten Sie sich angewöhnen, ruhig und genussvoll zu speisen.

Ein geschwächtes Erdelement benötigt zu seiner Stabilisierung auch ein ausgewogenes Feuerelement als Fütterer. Und das im Fütterungszyklus folgende Metallelement sollte genügend versorgt sein, um der Erde nicht zu viel Energie zu entziehen.

Rezepte

Die Gerichte sind für jeweils vier Personen berechnet. Die Angaben in Klammern hinter den Zutaten stehen für das entsprechende Element (H = Holz, F = Feuer, E = Erde, M = Metall, W = Wasser).

Gerstenrisotto mit Aprikosenkompott

Dieser stärkende Risotto gibt Saft und Kraft fürs Erd- und Feuerelement – als warmes Frühstück oder als wunderbar nährende Zwischenmahlzeit.

2 EL Sonnenblumenöl · 200 g Gerste · 1 Prise Chilipulver · 600 ml Gemüsebrühe · 1 EL Apfelessig · 500 g Aprikosen · 1 EL Rohrzucker · 1 Sternanis · 1 EL Sesamkörner, geschält · 150 ml Wasser · 1 EL Apfelessig · 2 Wacholderbeeren · 4 EL Sahne

1. Einen Topf bei mittlerer Temperatur aufs Feuer (F) stellen. Sonnenblumenöl (E) eingießen und die ausgelesenen Gerstenkörner (E) dazugeben. 15 Min. unter ständigem Rühren rösten. Chilipulver (M) darüber stäuben und mit der Gemüsebrühe (W) auffüllen. Apfelessig (H) zugeben und zugedeckt in ca. 30 Min. fertig garen.

2. Die Aprikosen (F) waschen, vierteln, entkernen und mit Rohrzucker (E) bestäuben. Sternanis (M), Sesamkörner (W), Wasser (W), Apfelessig (H) dazugeben und in einen Topf füllen. Aufs Feuer stellen (F).

3. Wacholderbeeren (F) dazugeben und 5 Min. köcheln lassen. Über die Gerste geben und nach Belieben mit 1 EL Sahne (E) verfeinern.

Kartoffel-Karotten-Suppe

Diese leckere Suppe bringt Feuchtigkeit und Bewegung ins Erdelement. Ihr Milzfunktionskreis beruhigt sich und schenkt Ihnen das Gefühl, gut genährt in Ihrer Mitte zu ruhen.

> 2 l Gemüsebrühe · 1 Stange Lauch · 1 TL Paprikapulver · 8 große Kartoffeln · 8 große Möhren · 2 große Zwiebeln · 1 Knoblauchzehe · 1 Lorbeerblatt · 10 schwarze Pfefferkörner · 2 Bund Schnittlauch · Meersalz · 4 EL saure Sahne oder Crème fraîche

1. 2 l Gemüsebrühe (W) in einen großen Topf geben. Den Lauch (H) halbieren, waschen und in halbe Ringe schneiden, in die Gemüsebrühe geben und aufs Feuer (F) stellen. 1 TL Paprikapulver (F) zugeben.

2. Kartoffeln (E) und Möhren (E) waschen, schälen, in Würfel schneiden und in die Suppe geben.

3. Die Zwiebeln (M) und den Knoblauch (M) pellen, klein hacken und dazugeben. Die Pfefferkörner (M) mit der flachen Seite eines großen Küchenmessers zerdrücken und mit dem Lorbeerblatt (M) in die Suppe geben. Etwa 40 Min. zugedeckt kochen. Den Schnittlauch (M) waschen, in Ringe schneiden und über die Suppe geben. Mit Meersalz (W) würzen und mit saurer Sahne (H) oder Crème fraîche (H) verfeinern.

Erde: Was uns nährt

Kalbfleischröllchen mit Salzkartoffeln

Diese Hauptmahlzeit wirkt wunderbar stärkend und schenkt Ihnen die Geborgenheit einer ausgewogenen Mitte.

> 12 kleine Kalbsschnitzel aus der Oberschale à 80 g · 6 TL Dijonsenf ·
> 12 Scheiben Parmaschinken · 1 große Stange Lauch · 12 Salbeiblätter ·
> Paprikapulver · 2 EL Süßrahmbutter · 3 EL Olivenöl · 4 kleine Schalotten ·
> weißer Pfeffer aus der Mühle · 200 ml Sahne · 12 Zahnstocher

1. Die Schnitzel (E) mit der Hand flach klopfen, mit 1/2 TL Dijonsenf (M) bestreichen. Je eine Scheibe Parmaschinken (W) darüber legen. Den Lauch (H) halbieren, waschen und von der grünen Seite 12 Stücke herausschneiden, platt drücken, auf den Schnitzeln verteilen; den Rest klein schneiden und beiseite stellen. Die Salbeiblätter (F) auflegen und die Schnitzel zusammenrollen.

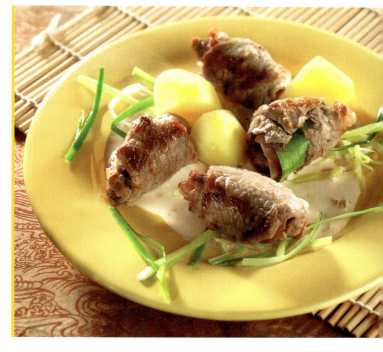

Kalbfleischröllchen mit Salzkartoffeln sorgen für Ausgleich und Balance, denn diese Speise versorgt Ihr Yin und Yang gleichermaßen. Auch Ihre Kinder werden dieses Gericht lieben!

2. Die Zahnstocher für etwa 5 Min. in 1 EL Olivenöl einlegen (dies erleichtert das anschließende Entfernen). Die Kalbfleischröllchen damit feststecken.

3. Eine große Pfanne bei mittlerer Temperatur aufs Feuer (F) stellen, etwas Paprikapulver (F) einstreuen, 1 Min. anrösten, Süßrahmbutter (E) und 2 EL Olivenöl (E) eingießen und die Kalbfleischröllchen (E) von allen Seiten in ca. 10 Min. braun anbraten. Im Ofen bei 70° warm stellen.

4. Die Schalotten (M) pellen, klein schneiden und in der Pfanne rösten, mit Mühlenpfeffer (M) würzen. Die Sahne (W) angießen und die restlichen Lauchstreifen (H) einlegen. In wenigen Minuten eine sämige Soße kochen und als Soßenspiegel auf den Tellern verteilen. Die Kalbfleischröllchen auflegen und sofort servieren.

Salzkartoffeln

Seit Einführung der Kartoffel in Europa im 18. Jahrhundert erfreut sich dieses erdbetonte Lebensmittel großer Beliebtheit. Tatsächlich kräftigen Kartoffeln sowohl Yin als auch Yang im Erdelement, stellen Säfte bereit und bauen Qi auf. Salzkartoffeln eignen sich als Beilage, als leichte Kost für Genesende oder als Diät bei Magen-Darm-Infekten. Sie enthalten reichlich Kohlenhydrate.

> 800 g Kartoffeln, festkochend · 1 Knoblauchzehe · 1/4 Muskatnuss ·
> 800 ml Wasser · Meersalz · 1 EL Zitronensaft · 2 Wacholderbeeren ·
> 1 EL Süßrahmbutter · Pfeffer, gemahlen · 1 Bund Schnittlauch

1. Die Kartoffeln (E) waschen, schälen, halbieren und in einen Topf geben. Die Knoblauchzehe (M) schälen und zusammen mit der Muskatnuss (M) ebenfalls in den Topf geben.

2. Das Wasser (W) angießen und mit Meersalz (W) vorsichtig salzen. Den Zitronensaft (H) und die Wacholderbeeren (F) zu den Kartoffeln geben.

3. Die Kartoffeln im geschlossenen Topf in etwa 20 Min. garen. Abgießen, dann die Süßrahmbutter (E) dazugeben und die Kartoffeln mit gemahlenem Pfeffer (M) nach Gusto würzen.

4. Den Schnittlauch (M) gründlich waschen, in feine Röllchen schneiden und die fertigen Salzkartoffeln damit bestreuen. Zum Schluss mit Meersalz (W) vorsichtig würzen.

Fenchel-Möhren-Gemüse

Dieses angenehm süßlich-pikante Gemüse enthält alles, was unser Erdelement und die Organe Milz und Magen benötigen. Nehmen Sie es beispielsweise zu sich, wenn Sie als Yin-Typ mehr Wärme benötigen. Aber auch für eine genussvolle Gewichtsreduktion ist dieses Rezept gut geeignet. Essen Sie davon ruhig, so viel Sie möchten – Ihre Pfunde werden trotzdem langsam dahinschmelzen – vorausgesetzt, Sie achten darauf, auch die anderen Elemente im Gleichgewicht zu halten.

2 Fenchelknollen · 8 Möhren · 1 EL Süßrahmbutter · Pfeffer, gemahlen · 4 Pimentkörner · 1 Zwiebel · 1 Knoblauchzehe · Meersalz · 1 EL Zitronensaft · 1 Bund glatte Petersilie · frisches Basilikum

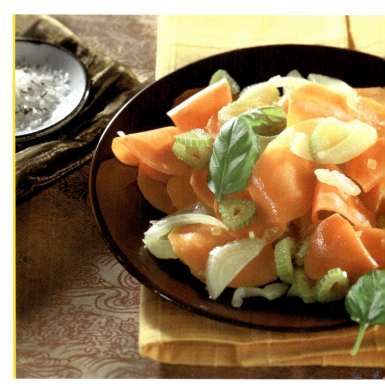

Fenchel-Möhren-Gemüse ist ein vielseitiges Gericht, das nicht nur zum Abnehmen zu empfehlen ist. Es versorgt auch Kinder und Genesende optimal.

ELEMENTEKÜCHE – GESUND UND LECKER

1. Die Fenchelknollen (E) halbieren; den Strunk nicht herausschneiden. Den Fenchel waschen und quer in feine Streifen schneiden. Die Möhren (E) putzen, waschen und fein hobeln oder schneiden.

2. Einen großen Topf mit Deckel bei mittlerer Hitze erwärmen, die Süßrahmbutter (E) hineingeben und das klein geschnittene Gemüse einfüllen. Mit gemahlenem Pfeffer (M) und Pimentkörnern (M) würzig abschmecken.

3. Zwiebel (M) und Knoblauchzehe (M) pellen, fein würfeln und zum Gemüse geben. Alles etwa 10 Min. schmoren, dabei gelegentlich wenden.

4. Das Fenchel-Möhren-Gemüse mit Meersalz (W) und Zitronensaft (H) würzen. Die Petersilie (H) waschen, die Blättchen von den Stielen zupfen, klein schneiden und unter das Gemüse ziehen. Das Ganze zum Schluss mit gewaschenen Basilikumblättern (F) dekorieren.

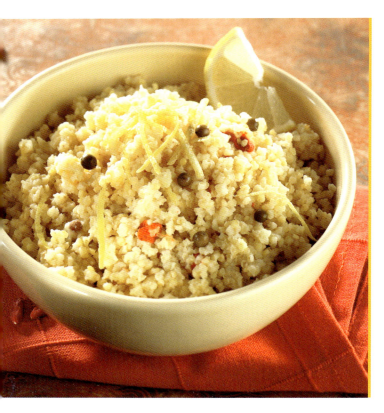

Kolbenhirse mit Zitrone und grünem Pfeffer stärkt Magen und Darm ebenso wie Nieren und Milz. Mit diesem Gericht sind Sie daher rundum gut versorgt.

Kolbenhirse mit Zitrone, Mandeln und grünem Pfeffer

Dieses leckere Hirsegericht bietet eine weitere Möglichkeit, abzunehmen und den Magen-Darm-Trakt zu beruhigen. Es stärkt das Qi und das Yang von Nieren und Milz. Essen Sie davon, so viel Sie mögen, denn es stärkt alle vitalen Kräfte des Körpers: Die Nierenenergie (Wasserelement) wird ebenso unterstützt wie der Milz-Funktionskreis (Erdelement).

> 250 g Kolbenhirse · 15 g grüne Pfefferkörner · 600 ml Wasser · 1 Zitrone, unbehandelt · 15 Mandelkerne · 4 EL Süßrahmbutter oder Nussöl · Pfeffer, gemahlen · Meersalz

1. Die Kolbenhirse (E) in einen heißen Topf geben und 12 Min. bei mittlerer Hitze unter ständigem Rühren rösten. Wenn die Hirse braune Pünktchen hat und wie frisches Brot riecht, Pfefferkörner (M) dazugeben und mit Wasser (W) ablöschen.
2. Die Zitrone (H) waschen, die Schale mit dem Zestenreißer abziehen und in die Hirse geben. Die Mandelkerne (F) grob hacken, hinzufügen und alles bei geschlossenem Deckel in 20 Min. garen. Dann den Herd abschalten, die Hirse jedoch noch weitere 10 Min. quellen lassen.
3. Butter oder Nussöl (E) nach Geschmack darüber geben und das Gericht mit Pfeffer (M) und Meersalz (W) abschmecken.

Hirse stärkt die Mitte

Die Kolbenhirse ist das Lebensmittel der Mitte. Hirse stärkt Ihr Erdelement und lässt Sie gut geerdet im Leben stehen. Gleichzeitig unterstützen Sie mit Hirsegerichten alle Aspekte Ihres Erdelementes: Ihr Oberbauch beruhigt sich, Ihre zwischenmenschlichen Beziehungen gestalten sich entspannt und warm. Ist Ihre Mitte im Gleichgewicht, dann sind Sie im Gleichgewicht. Weil Hirse geschmacklich sehr dezent ist, können Sie süße, salzige oder auch pikante Gerichte daraus zaubern. Ihr Erdelement wird sich bei Ihnen für jedes Hirsekorn bedanken. Hirse enthält übrigens 10- bis 15-mal mehr Calcium als Milch!

Metall: Abschied – Trauer – Loslassen

Der Spätsommer ist vorüber, es wird Herbst, Trockenheit zieht ein. Blätter und Blüten verdorren und fallen herab, um sich im Winter in Humus zu verwandeln. Die Herbstenergie steht für die Kraft des Abschieds; Wehmut und Trauer legen sich über die Pracht des vergangenen Sommers. Dies ist die Zeit des Metallelements – die Vorbereitung auf das große winterliche Schweigen.

Entsprechungen des Metallelementes

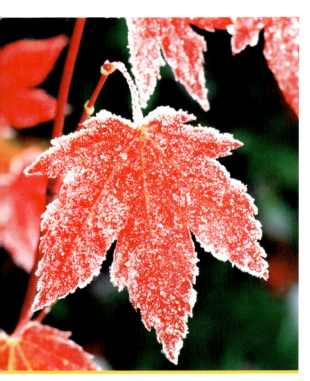

Herbst: Die Säfte ziehen sich zurück, die Natur bereitet sich auf den Winter vor.

Das Entsprechungssystem der Fünf Elemente ordnet dem Metallelement die Jahreszeit Herbst und auf der körperlichen Ebene den Funktionskreis der Lunge zu. Ein Aufseufzen im Moment des Abschieds, das ewig rhythmische Ein und Aus der Atmung, der letzte Hauch, mit dem das Leben sich verströmt – dies sind die Qualitäten der Herbstzeit, die neben Abschied gleichzeitig einen Neubeginn verheißt, einen vertrauensvollen Übergang von einer Stufe des Seins zur nächsten.

Element der Trauer

Wer in Zeiten der Trauer im Kummer verharrt, den Mut verliert und zögert, sich der neuen Lebensstufe hinzugeben, der erlebt eine Disharmonie im Metallelement. Übergroße, vielleicht lange Zeit

aufgestaute Trauer schädigt die Lungen, ebenso wie übergroße Trockenheit das Gleichgewicht des Metallelementes stört.
Trauer ist die Gefühlsqualität des Metallelementes. Und wie jede Emotion, so sollte auch die Trauer den ihr zustehenden Platz bekommen – immer wenn es notwendig wird, Abschied zu nehmen. Nach einer Zeit des In-sich-gekehrt-Seins und der Stille verlangt das Lebendige, die Freude am Leben wieder nach ihrem Recht. Menschen, die jahrelang trauern und darüber ihre Vitalität nicht mehr spüren können, erfahren eine Stagnation im Metallelement. Der Fluss der Kräfte zum Neuen hin ist bei ihnen blockiert.

Gefühle erkennen und zulassen

Lauschen Sie einmal in einer ruhigen Stunde nach innen, um herauszufinden, welchem Gefühl – Trauer oder Wut etwa – Sie vielleicht schon über lange Zeit zu wenig Platz eingeräumt haben. Nehmen Sie dann dieses Gefühl wie einen willkommenen Gast wieder liebevoll in Ihrem »Haus«, in Ihrer Seele auf. Hören Sie zu, was dieser Gast Ihnen zu sagen hat, welche Lebensweisheiten er Ihnen schenken kann. Und lassen Sie es zu, seine Qualitäten in Ihr ganzes Wesen aufzunehmen.
Trauer und Abschied gehören im westlichen Kulturkreis ebenso wie Ärger und Wut zu den gesellschaftlich geächteten Gefühlen. Schon früh wird Kindern gezeigt, dass Gefühlsäußerungen wie Weinen und offensichtliches Trauern unerwünscht sind. Besonders Jungen wird dieses »Seelentraining« zugemutet, was später, wenn sie erwachsene Männer sind, oft große Spannungen verursacht, weil sich die jahrelang unterdrückten Gefühle in ihnen zu einem wahren Stausee ausgewachsen haben.
Nach der traditionellen chinesischen Lehre der Fünf Elemente kontrolliert Metall das Holz. Analog dazu überdecken Trauer und Depression häufig eine nicht eingestandene und in der Folge nicht ausgelebte Wut. Mit Hilfe des folgenden Tests erfahren Sie, ob Ihr Metallelement in diesem Moment im Gleichgewicht ist oder ob es gerade Unterstützung durch den Speiseplan benötigt. Wenn Sie feststellen, dass Sie ein Energiedefizit im Metallelement haben, ernähren Sie sich anschließend eine Zeit lang entsprechend den folgenden Empfehlungen. Wenn Sie den Test in ein paar Wochen noch einmal machen, werden Sie feststellen: Das Metallelement ist mehr im Gleichgewicht.

ELEMENTEKÜCHE – GESUND UND LECKER

Anzeichen für Ungleichgewicht im Metallelement

- **Alle Krankheiten, die einem das Gefühl vermitteln, »an (seine) Grenzen zu stoßen«;** alles, was die Notwendigkeit einer Wandlung spürbar macht
- **Alle Erkrankungen der Atemwege:** akute und chronische Nebenhöhlenentzündungen, Schnupfen und Husten, akute grippale Infekte; Pseudokrupp und spastische Bronchitis, chronische Bronchitis, Lungenentzündung, Asthma; Zwerchfellverspannungen, die zu Atemnot führen; Hyperventilation (zu rasches Atmen aufgrund nervöser Anspannung); Lungentuberkulose
- **Alle Erkrankungen des Dickdarms:** Neigung zu Durchfall oder Verstopfung, Dysbiose (Fehlverteilung der Darmkeime) mit daraus resultierender Immunschwäche; Pilzerkrankungen des Darms mit heftigen Blähungen
- **Erkrankungen, die regelmäßig im Herbst auftreten:** die »Herbst- und Winter-Depression«, Asthma in der kühlen Jahreszeit; Grippeerkrankungen, Hauterkrankungen, die immer im Herbst ausbrechen
- **Alle Erkrankungen, die mit Trockenheit einhergehen:** trockene Haut und Schleimhaut; Trockenheit von Augen, Nase und Mund; Verstopfung, trockener Husten
- **Erkrankungen der Haut und Schleimhaut:** trockene Ekzeme (bei heftigem Juckreiz gehören diese ins Holzelement) und Flechten; Entzündungen und Eiterungen der Haut, schwer heilende Haut nach Verletzungen; Schuppung, Rötung, Reizung, »empfindliche Haut«
- **Alle Erkrankungen und Persönlichkeitsstörungen, die mit Trauer und Kummer einhergehen;** gedrückte Lebensstimmung, Schüchternheit, häufiges Seufzen, Pessimismus, depressive Stimmungen mit Rückzugswunsch; Schwierigkeiten, sich auf neue Lebensabschnitte einzustellen und Altes loszulassen; Sammeltrieb (»nichts wegwerfen können«)
- Extremes Verlangen nach oder Abneigung gegen **Scharfes**

Test: Ist mein Metallelement im Gleichgewicht?

Zählen Sie bitte, wie viele der folgenden Aussagen auf Sie zutreffen. Für jedes »Ja« gibt es einen Punkt.
- Ich leide häufig/dauernd an Erkrankungen der Atemwege.
- Mein Immunsystem ist geschwächt.
- Ich fühle mich oft/meist traurig und bedrückt.
- Ich habe ein großes Verlangen nach scharfen Speisen.
- Ich leide häufig unter Durchfall oder Verstopfung.
- Meine Verdauung (Stuhlkonsistenz und -häufigkeit) ist unregelmäßig.
- Abschiede fallen mir sehr schwer.
- Scharfe Speisen vertrage ich überhaupt nicht.
- Ich leide unter trockener Haut und trockener Schleimhaut.
- Oft bin ich verschleimt, ohne wirklich erkältet zu sein.
- Meine Freunde sagen mir, dass ich häufig seufze.
- Meine Stimme ist eher leise.

Auswertung

1–6 Punkte: Ihr Metallelement ist vorübergehend etwas unharmonisch. Bitte wählen Sie neutrale und kühlende Lebensmittel aus dem Metallelement als Basis Ihres Speiseplans. Nahrungsmittel der übrigen Kategorien können ergänzend verwendet werden. Falls Sie sich sehr müde und energielos fühlen, würzen Sie Ihre Speisen regelmäßig mit maßvoller Schärfe, um Ihrem Metallelement Energie zuzuführen.

7–12 Punkte: Ihr Metallelement ist zurzeit unausgewogen. Bitte würzen Sie Ihre Speisen wenigstens eine Zeit lang mit einer für Sie angenehmen Schärfe und beachten Sie dabei jeweils genau Ihr aktuelles Bedürfnis. Wenn Sie sich oft nervös und unruhig fühlen, wählen Sie bevorzugt Nahrungsmittel der Kategorien »neutral« und »kühl« aus dem Metallelement (siehe beiliegendes Poster). Sind Sie dagegen häufig müde und fühlen sich ausgelaugt, so wählen Sie als Schwerpunkt Ihres Speiseplans neutrale und warme Nahrung aus dem Metallelement.

Energieausgleich im Metallelement

Ihr Metallelement, und somit Ihr Lungen-Funktionskreis, wird Ihnen die richtige Ernährung danken, indem es Ihnen neues Wohlbefinden schenkt. Wenn Sie dann noch zu seelischer Entspannung finden – beispielsweise mit den Übungen auf den Seiten 125 bis 132 –, wird es Ihnen bald leichter fallen, in jedem Abschied, in jeder Loslösung von Altem, vielleicht längst Überholtem, auch das Geschenk eines viel versprechenden Neubeginns zu entdecken.

Richtig atmen bringt neue Energie

Die richtige Atmung kann Ihr Metallelement unterstützen: Schöpfen Sie mit jedem Einatmen neue Kraft, und lassen Sie mit jedem Ausatmen alles los, was Sie nicht mehr zum Leben brauchen, was überflüssig geworden ist, um Platz für Neues, für eine neue Lebensphase zu schaffen.
Das Metallelement schöpft aus der Kraft der Mitte (des Erdelementes). Und das im energetischen Fütterungszyklus darauf folgende Wasserelement vollendet den Prozess der Verwandlung und erlaubt die Schaffung neuen Lebens bzw. den Eintritt in einen neuen Lebensabschnitt.
Indem Sie Lebensmittel zu sich nehmen, die das Metallelement stärken und in seinen Funktionen fördern, wirken Sie auch auf das nachfolgende Wasserelement positiv ein. Natürlich ist auch ein ausgeglichenes Erdelement, das ja das Metallelement füttert, für eine ausgewogene Ernährung wichtig. Ein wenig Schärfe kann im Metallelement einen energetischen Ausgleich schaffen. Körper und Seele erholen sich auf diese Weise, Sie geben sich dem steten Fluss des Lebens hin und bereiten sich vor auf die Reise zu neuen Ufern.

Lebensmittel des Metallelementes

kalt/kühl	neutral	warm/heiß
Langkornreis	Kresse	Lauch
Zwiebel	Knollensellerie	Senf
Radieschen	Pfirsich	Nelken
Rettich	Gans	Huhn
Hase	Gämse	Curry
Pfefferminze	Bohnenkraut	Meerrettich
Kohlrabi		Hirsch

Metall: Abschied – Trauer – Loslassen

Rezepte

Die Gerichte sind für jeweils vier Personen berechnet. Die Angaben in Klammern hinter den Zutaten stehen für das jeweilige Element (H = Holz, F = Feuer, E = Erde, M = Metall, W = Wasser).

Blauschimmelcreme auf Weißbrot

Eine leckere Speise, um Ihr Lungen-Qi zu stärken: Egal ob zum Frühstück, unterwegs oder als Zwischenmahlzeit – die pikante Note dieses Aufstrichs schenkt Ihnen Harmonie im Metallelement.

> 300 g Roquefort (oder einen anderen Blauschimmelkäse) · 2 kleine Schalotten · 1 Schälchen Kresse · 1 EL Sojasoße · 1 Bund glatte Petersilie · 2 EL Crème fraîche (oder saure Sahne) · 1 TL Paprikapulver · 4 Eier · 1 EL Sonnenblumenöl · Pfeffer aus der Mühle · 1 TL Senf oder Senfpulver · Weißbrot

1. Den Roquefort (M) in eine Schüssel geben und mit der Gabel zerdrücken.
2. Die Schalotten (M) pellen, sehr fein würfeln und dazugeben.
3. Von der Kresse (M) die grünen Blättchen abschneiden, in ein Sieb geben, gründlich abspülen, trockentupfen und hinzufügen. Die Sojasoße (W) darüber gießen. Petersilie (H) waschen, trockentupfen, fein hacken und mit der Crème fraîche (H) dazugeben; mit Paprikapulver (F) bestäuben.
4. Die Eier (E) hartkochen, abschrecken, pellen und die Eigelbe (E) sowie das Sonnenblumenöl (E) zu der Masse in der Schüssel geben.
5. Das Ganze mit Pfeffer (M) und Senfpulver (M) oder Senf (M) zu einer glatten Paste verrühren.
6. Das Weißbrot in Scheiben schneiden und kurz im heißen Ofen anrösten. Die Blauschimmelcreme auf die noch warmen Weißbrotscheiben streichen und sofort servieren.

Zwiebelsuppe mit Käsecroûtons

Schärfe regt Energie und Bewegung im Metallelement an. Flüssigkeit stärkt das Yin. Diese wärmende Suppe nährt Ihren Lungen-Funktionskreis, wenn es draußen kalt und ungemütlich wird.

> 1,5 kg Zwiebeln · 1 Knolle Knoblauch · 2 EL Olivenöl · 2 EL Süßrahmbutter · 2 TL Thymianblättchen · Pfeffer aus der Mühle · 2 l kräftige Gemüsebrühe · 2 EL Apfelessig · 1 TL Paprikapulver · 8 Scheiben trockenes Weißbrot · 100 g Parmesan, fein gehobelt · Meersalz

1. Die Zwiebeln (M) pellen, halbieren und in halbe Ringe schneiden. Den Knoblauch (M) pellen und klein hacken. Einen großen Topf aufs Feuer (F) stellen. 1 EL Olivenöl (E) und die Süßrahmbutter (E) hineingeben, Zwiebeln (M) und Knoblauch (M) hinzufügen und unter häufigem Rühren so lange schmoren, bis alles eine schöne braune Farbe angenommen hat.
2. Den Thymian (M) zugeben, kräftig pfeffern (M) und mit der Gemüsebrühe (W) auffüllen.
3. Apfelessig (H) und Paprikapulver (F) hineingeben und bei geschlossenem Deckel etwa 45 Min. kochen lassen.
4. Den Ofen auf 140 °C vorheizen (F), die Weißbrotscheiben (E) pfeffern (M) und mit dem frisch gehobelten Parmesan bestreuen; im Ofen backen, bis der Parmesan geschmolzen ist und eine zartbraune Kruste hat.
5. Die Suppe in die Teller gießen und die Weißbrotscheiben darauf legen. Mit Meersalz (W) abschmecken.

Lauchpfanne mit Tofu

Dieses würzige Hauptgericht spendet Ihrem Metallelement genügend Yin- und Yang-Energie, um Ihnen Transformation und Bewegung »schmackhaft« zu machen.

> 4 große Stangen Lauch · 2 große Zwiebeln · 1 Knollensellerie · 4 große Kartoffeln · 2 große Karotten · 400 g Tofu, geräuchert · 4 EL Sonnenblumenöl · 2 TL Paprikapulver · 250 ml Gemüsebrühe · 2 Wacholderbeeren · Pfeffer aus der Mühle · Meersalz

Metall: Abschied – Trauer – Loslassen

Diese Lauchpfanne mit Tofu schmeckt sowohl warm, direkt aus der Pfanne, als auch abgekühlt unterwegs oder zwischendurch.

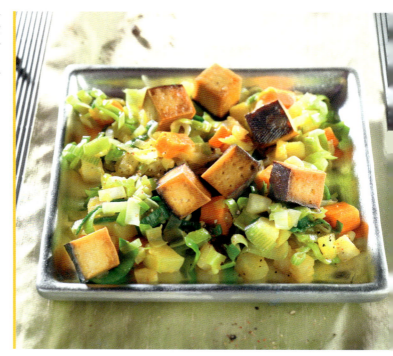

1. Den Lauch halbieren, waschen und in halbe Ringe schneiden. Die Zwiebeln pellen und klein schneiden. Den Sellerie, die Kartoffeln und die Karotten schälen, waschen und würfeln. Den Tofu würfeln.

2. Eine große Pfanne aufs Feuer (F) stellen, 2 EL Sonnenblumenöl (E) darin erhitzen und auf mittlerer Temperatur die Tofuwürfel (E) etwa 20–25 Min. von allen Seiten knusprig braten. Die Tofuwürfel mit der Schöpfkelle in ein Sieb geben und abtropfen lassen, das überschüssige Fett auffangen.

3. Einen großen Topf aufs Feuer (F) stellen. 2 TL Paprikapulver (F) einstreuen und 1/2 Min. anrösten. 2 EL Sonnenblumenöl (E) zugeben. Kartoffelwürfel (E), Selleriewürfel (M), Zwiebeln (M), Karottenwürfel (W), Gemüsebrühe (W), Lauch (H) und Wacholderbeeren (F) zugeben und zugedeckt 20 Min. kochen lassen, bis die Karotten weich sind.

4. Mit den Tofuwürfeln (E) bestreuen, Pfeffer (M) und Meersalz (W) darüber geben und servieren.

Süßkartoffelsalat

Mit dem Salat aus Süßkartoffeln füttern Sie Ihr Metallelement ebenso wie die »Mutter« dieses Elementes, die Erde. Durch ein gut gestärktes Milz-Yang (Erdelement) werden das Qi und die Säfte der Lunge (Metallelement) gestärkt und Ihre Selbstheilungskräfte gefördert.

800 g Süßkartoffeln · 6 EL Olivenöl · Pfeffer, gemahlen · Meersalz · Balsamessig · 1 Zitrone, unbehandelt · Paprikapulver · 1 Zucchino · 2 EL Orangensaft, frisch gepresst · 2 Schalotten · 2 Bund Radieschen

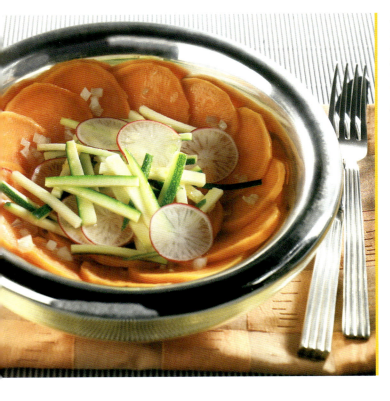

Der Süßkartoffelsalat unterstützt Sie besonders gut in Ihrem Heilungsprozess, wenn Sie sich durch lang anhaltende Erkrankungen der Atemwege erschöpft fühlen.

Metall: Abschied – Trauer – Loslassen

1. Die Süßkartoffeln (E) waschen, schälen und in dünne Scheiben hobeln, in einen Dämpfeinsatz geben und diesen in einen Topf mit kochendem Wasser hängen. 3–4 Min. dämpfen. Die fertigen Kartoffelscheiben herausnehmen und kreisförmig auf Tellern anrichten.
2. Je Portion 1 EL Olivenöl (E) darüber gießen, mit reichlich Pfeffer (M), wenig Salz (W) und Balsamessig (H) würzen.
3. Von der gewaschenen Zitrone (H) mit einem Zestenreißer die Schale abschälen, die Kartoffeln damit dekorieren. Mit Paprikapulver (F) bestäuben.
4. Den Zucchino (E) waschen, in Streifen hobeln und mit dem Messer in feine Stifte schneiden. Die Zucchinistifte über den Salat geben und den Orangensaft (E) darüber träufeln.
5. Das restliche Olivenöl (E) in eine Schale geben, die Schalotten (M) pellen, fein würfeln und dazugeben. Über dem Salat verteilen.
6. Radieschen (M) waschen, putzen und in Scheiben schneiden, über den Salat geben, vorsichtig salzen (W).

Knusprige Perlhuhnbrust auf Stampfkartoffeln

Dieses köstliche Gericht stärkt Milz und Magen (Erdelement) und stimuliert gleichzeitig die Lungenenergie (Metallelement); Ihr Lungen-Funktionskreis profitiert also doppelt.

> 800 g Kartoffeln, mehlig kochend · 400 g Möhren · 3 Knoblauchzehen · 3 Schalotten · 600 ml Wasser · Meersalz · etwas Zitronensaft · Paprikapulver · 200 ml Milch · 120 g süße Sahne · 3 EL Süßrahmbutter · Pfeffer, gemahlen · 4 Perlhuhnbrüste · 200 ml Brühe (oder Wasser) · 200 ml Weißwein · 1 Zweig Rosmarin

1. Kartoffeln (E) waschen, schälen, vierteln. Möhren (E) putzen, klein schneiden. Beides in einen Topf geben. 1 Knoblauchzehe (M) und 1 Schalotte (M) pellen und mit Wasser (W) dazugeben. Mit Salz (W), Zitrone (H) und Paprikapulver (F) würzen. 30 Min. garen. Herd abschalten.
2. Milch (E) und 100 g Sahne (E) über die Kartoffeln gießen. 2 EL Butter (E) in einer Pfanne bräunen, darüber geben. Pfeffern (M), salzen (W) und zerstampfen. Bei 75° im Ofen warm halten.

ELEMENTEKÜCHE – GESUND UND LECKER

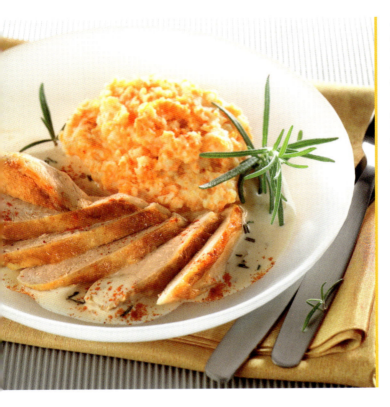

Knusprige Perlhuhnbrust auf Stampfkartoffeln ist eine vorzügliche Mahlzeit für die ersten kalten Herbsttage, denn über das gestärkte Lungen-Qi können nach Auffassung der TCM Krankheitserreger vom Körper fern gehalten werden.

3. (Neuer Zyklus:) Pfanne erwärmen. Übrige Butter (E) darin schmelzen, pfeffern (M). Perlhuhn (M) mit der Haut nach unten hineinlegen. Übrige Schalotten (M) und Knoblauch (M) pellen, dazugeben. Perlhuhn 12 Min. braten. Herausnehmen, salzen. Bratensatz mit Brühe (W) lösen. Wein (H), Rosmarin (F) und Paprika (F) dazugeben, mit Sahne (E) binden.

Wasser: Neue Kraft sammeln

Im Winter, wenn alle Natur erstorben scheint, sammelt die Erde Kraft für einen neuen Wachstumszyklus. Dunkelheit und Kälte schützen das noch unsichtbare Leben bis zum neuen Frühling. Zu viel Kälte aber bedroht es. Wasser erstarrt zu Eis – und dann ist das Wasserelement blockiert.

Entsprechungen des Wasserelementes

Nach chinesischer Tradition entspricht dem Wasserelement im menschlichen Körper der Funktionskreis der Nieren. Die Nieren – Wasser filternde und ausscheidende Organe – bergen die vergängliche Lebenskraft, das Qi. Jeder Mensch erhält von der Schöpfung eine begrenzte Menge Lebenskraft. Wie in einem kleinen Topf ist sie in den Nieren gespeichert, und es gilt, ein Leben lang klug mit diesem Schatz hauszuhalten. Sogar die Kraft, neues Leben zu zeugen, liegt laut TCM in den Nieren.

Die Erbenergie der Nieren kann nur auf zwei Wegen ergänzt werden: durch die Atmung und durch die Nahrungsaufnahme. Es lohnt sich also, Ihr Wasserelement über die Nahrung zu stabilisieren. Denn ein starker Nieren-Funktionskreis verspricht ein langes, vitales und erfülltes Leben.

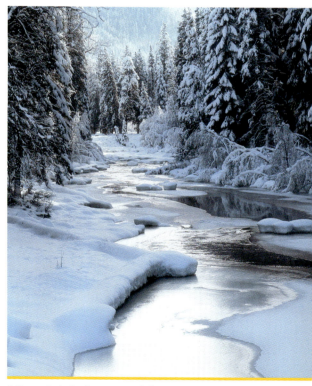

Winter: Zeit der inneren Einkehr, der Stille, Ruhe und Meditation. Zeit, um neue Kräfte zu sammeln.

Element der Ängstlichkeit

Ist Ihr Wasserelement aus dem Gleichgewicht geraten, ist Ihnen also etwas »an die Nieren gegangen«, so werden Ihre Grundfesten erschüttert – Angst und Furcht sind die Folge. Doch Angst schwächt die Nierenkraft, und ein disharmonisches Wasserelement erhält die Furcht aufrecht. Das Leben ist entweder »versalzen«, oder aber es fehlt Ihnen im Gegenteil das »Salz des Lebens«.

Ängstliche Menschen, die leicht das Gefühl haben, »mit dem Rücken zur Wand zu stehen«, erleben ebenfalls den Energiemangel des Wasserelementes. Denn der Blasenmeridian (die Energieleitbahn im menschlichen Körper, die, wie auch der Nierenmeridian, zum Wasserelement gehört) überzieht als die längste Energiebahn unseres Körpers den gesamten Rücken und die Beine bis hinunter zu den Sprunggelenken.

Furcht und Flucht im rechten Moment sichern das Leben. Zu viel Furcht jedoch behindert.

Die dynamische Geburt

Gut geschützte und gewärmte Nieren schenken uns die Vitalität, die wir benötigen, um uns im Leben unseren Platz zu erobern. Ständige Angst, Furcht und Unruhe dagegen – Zeichen eines unausgewogenen Nieren-Funktionskreises – hindern uns daran, das Leben neugierig zu erproben und voll auszuschöpfen.

Gefesselt in einem blockierten Wasserelement, vermeiden wir den notwendigen Schritt der dynamischen Geburt. »Dynamische Geburt« meint Durchbruch und Neubeginn, was immer Mut und Kraft erfordert.

Im Wasserelement drängen alle Lebenskräfte nach dem Licht, um dann im nachfolgenden Holzelement die Kraft des Frühlings zu verwirklichen. Halten wir unsere Lebenskraft aber ängstlich im Dunkeln verborgen, erfahren wir unser Potenzial nur zum Teil und träumen vielleicht ein Leben lang zaghaft und vergeblich von den – verpassten – Chancen.

Wenn Sie die Psychologie Ihres Wasserelementes erforschen möchten, nehmen Sie sich ein wenig Zeit, um herauszufinden, welche Ihrer Ideen und Ziele noch im Dunkeln schlummern, weil Sie sich die Verwirklichung bisher nicht zugetraut haben. Stellen Sie sich vor, dass eine gute Fee Ihnen alle Fertigkeiten verleiht, die Sie benötigen, um die ersten Schritte zu tun: Mut, Selbstvertrauen, Zuversicht, Neugierde ...

Anzeichen für Ungleichgewicht im Wasserelement

> **Erkrankungen, die als Folge von Kälte oder Unterkühlung auftreten:** Erkältung, Blasen- und Nierenerkrankungen aufgrund kalter Füße; allgemeines Frösteln, kalte Hände und Füße; Asthma, das sich durch Kälte verschlimmert (diese Störung betrifft sowohl das Wasser- als auch das Metallelement)
> **Rückenschmerzen und Bandscheibenprobleme**, insbesondere der unteren Wirbelsäule
> **Alle Erkrankungen der Harnwege,** zum Beispiel der Blase (Reizblase, Blasenentzündung), Nieren- und Nierenbeckenentzündung, Niereninsuffizienz, häufige Infekte der ableitenden Harnwege; Nierensteine und Nierenkoliken
> **Ohrenerkrankungen:** beispielsweise Tinnitus, Hörsturz, Schwerhörigkeit, Otosklerose (Verfestigung der Gehörknöchelchen)
> **Erkrankungen der Knochen:** Knochenabbau (Osteoporose), Entzündungen der Knochen, Neigung zu Knochenbrüchen und verzögerte Knochenheilung
> **Angst und Furcht, Phobien** (einschränkende Ängste vor Menschenmengen, Tieren, engen Räumen, großen Plätzen; Höhenangst), ängstliche Grundstimmung; Existenzängste (besonders dann, wenn kein Anlass dazu besteht), Angst um die Gesundheit (die eigene oder die der Angehörigen), Schreckhaftigkeit, Prüfungsangst, Angst vor Neuem und Unbekanntem
> **Alle Erkrankungen und Probleme, die immer im Winter auftauchen:** Erkältungen über die gesamte Winterzeit, Blasen- und Nierenerkrankungen, Husten und Asthma, die grundsätzlich in der kalten Jahreszeit einsetzen; Wintergrippe; Hauterkrankungen, die sich im Winter verschlimmern (Schuppenflechte, gehört sowohl dem Wasser- als auch dem Metallelement an)
> Extreme Vorliebe für oder Abneigung gegen **Salziges**

Lebensmittel des Wasserelementes

kalt/kühl	neutral	warm/heiß
Gerste	Pflaume	Aubergine
Soja	Möhre	Himbeere
Seezunge	Muscheln	Schwein
Steinbutt	Karpfen	Brasse
Scholle	Hering	Makrele
Kalbsniere	Wels	Aal

Drehen Sie innerlich einen kleinen Film, der zeigt, wie Ihr Ziel Wirklichkeit geworden ist. Malen Sie sich diesen Film so schön aus, wie Sie nur können. Stellen Sie sich vor, was Ihre Freunde und Bekannten sagen werden, wenn Sie so leben. Spüren Sie, wie es sich anfühlt, Ihr Ziel erreicht zu haben. Genießen Sie das Gefühl, dass im Kosmos alles vorhanden ist, was Sie sich wünschen. Freuen Sie sich auf Ihren Frühling, der aus dem gestärkten Wasserelement erblühen wird.

Mit dem folgenden Test erfahren Sie, ob Ihr Wasserelement zurzeit im Gleichgewicht ist oder Unterstützung durch Wärme und die richtige Nahrung benötigt. Ist dies der Fall, halten Sie sich einige Wochen an die Empfehlungen in der Auswertung, und machen Sie dann den Test noch einmal. Vergleichen Sie die Ergebnisse.

Test: Ist mein Wasserelement im Gleichgewicht?

Zählen Sie bitte, wie viele der folgenden Aussagen auf Sie zutreffen. Für jedes »Ja« gibt's einen Punkt.
> Ich erkälte mich rasch.
> Ich benötige viel Salz – oder würde gern viel verwenden.
> Alles Neue ist mir unheimlich.
> Ich leide unter chronischer Erschöpfung.
> Ich hätte gern mehr sexuelles Verlangen.
> Oft leide ich unter Kreuzschmerzen.
> Ich muss extrem häufig Wasser lassen.

Wasser: Neue Kraft sammeln

› Wenn mir kalt wird, habe ich rasch eine gereizte Harnblase.
› Meine Freunde bezeichnen mich als ängstlich.
› Ich habe nächtliche Schweißausbrüche mit Kältegefühl.
› Ich friere rasch und benötige immer eine Hülle mehr als andere.
› Ich liebe heiße Außentemperaturen.

Auswertung

1–6 Punkte: Ihr Wasserelement ist phasenweise, wahrscheinlich nur vorübergehend im Ungleichgewicht. Bitte essen Sie deshalb täglich Nahrungsmittel aus den Kategorien »neutral«, »warm« und »heiß« des Wasserelementes, und nehmen Sie die kühlen und kalten Nahrungsmittel des Wasserelementes nur in Ausnahmefällen zu sich. Sollten Sie jedoch einmal ein besonderes Verlangen nach gerade diesen Speisen haben, ist es auf jeden Fall günstig, sie vor dem Genuss zu yangisieren (siehe »Ernährungstipps für den Yin-Typ«, Seite 21).

7–12 Punkte: Ihr Wasserelement braucht Unterstützung, um wieder ins Lot zu kommen. Bitte wählen Sie daher für alle Mahlzeiten neutrale, warme und heiße Lebensmittel aus dem Wasserelement. Verzichten Sie so lange auf kühlende und kalte Lebensmittel, bis Sie wieder eine wohltuende Körperwärme spüren. Yangisieren Sie Ihre Nahrung (siehe »Ernährungstipps für den Yin-Typ«, Seite 21). Trinken Sie mehrmals am Tag ein Glas heißes, 15 Minuten lang gekochtes Wasser. Achten Sie auch darauf, Ihre Füße immer warm zu halten (tragen Sie warme Socken – falls nötig, auch im Bett), denn der Nierenmeridian, die Energieleitbahn des Körpers, die für die Nieren »zuständig« ist, hat in der Mitte der Fußsohle seinen Ausgangspunkt.

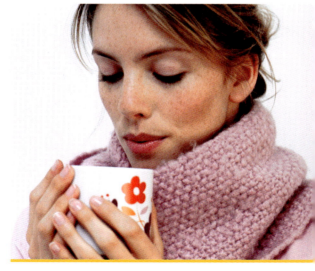

Die Neigung zum Frösteln kann ein Hinweis darauf sein, dass Ihr Wasserelement aus dem Gleichgewicht geraten ist. Halten Sie sich in diesem Fall innerlich wie äußerlich gut warm!

ELEMENTEKÜCHE – GESUND UND LECKER

Energieausgleich im Wasserelement

Das Nieren-Qi, Basis unseres Lebens, sollte immer gut gepflegt und unterstützt werden. Dass es sich im Gleichgewicht befindet, erkennen Sie an einer wohligen Körperwärme und an frischer Lebensfreude, mit der Sie Ihre alltäglichen Aufgaben gern und mühelos bewältigen. Neben dem Wasserelement sollten sich natürlich auch alle anderen Elemente im Gleichgewicht befinden, um den harmonischen Energiefluss in Ihrem Organismus zu gewährleisten. Eine ausgewogene Speisenkomposition berücksichtigt die Bedürfnisse jedes Elements und nährt Ihr Nieren-Qi, das als Kraftreservoir die Basis eines gesunden Lebens bildet.

Um das Wasserelement zu unterstützen, ist zum Beispiel der Verzehr von Fisch gut geeignet, aber auch viele andere Lebensmittel fördern dieses Element. Zur Ausgewogenheit ist es jedoch ebenso wichtig, dass vor allem das vorhergehende Metallelement, welches das Wasserelement füttert, sowie natürlich alle anderen Elemente individuell richtig »ernährt« und unterstützt werden.

Mit den folgenden Gerichten können Sie Ihr Wasserelement in Harmonie bringen und damit die kostbare Erbenergie, das Qi, behüten. Alle Zutaten des jeweiligen Rezepts werden im Zyklus, im Uhrzeigersinn des Elementekreises der Reihe nach in die Speise gegeben. Und mit jedem durchlaufenen Kreis steigern Sie die Gesamtenergie Ihrer Nahrung.

Rezepte

Die Gerichte sind für jeweils vier Personen berechnet. Die Angaben in Klammern hinter den Zutaten stehen für das jeweilige Element (H = Holz, F = Feuer, E = Erde, M = Metall, W = Wasser).

Weizenflocken mit Orangenfilets

Stagnation im Wasserelement lässt Sie sich müde und frostig fühlen. Dieses leckere Frühstück bringt Bewegung in Ihren Elementekreis und stärkt Ihre Basisenergie. Ihnen wird gleich wärmer werden. Genießen Sie es auch als Zwischenmahlzeit oder unterwegs.

Wasser: Neue Kraft sammeln

> 6 Orangen · 2 EL Rohrzucker · 1 Sternanis und/oder 8 Blättchen Minze · 4 EL Jogurt · 0,4 g Safranfäden (4 Prisen; oder Paprikapulver) · 2 EL Sahne · Pfeffer aus der Mühle (oder Ingwer) · 300 g Weizenflocken

1. 4 Orangen (H) auspressen. Orangensaft (H) in einen Topf füllen und aufs Feuer (F) bringen. Rohrzucker (E) einrühren. Sternanis (M) oder/und Minzblätter (M) dazugeben und 3 Min. köcheln lassen. Vom Feuer nehmen; 10 Min. stehen lassen, dann Jogurt (H) einrühren und Safran (F) dazugeben.
2. Sahne und etwas Pfeffer (M) darüber streuen und die Weizenflocken (W) einrühren. Die restlichen zwei Orangen (H) schälen und filieren oder in Scheiben schneiden und die Weizenflocken damit dekorieren.

Makrelenmus

Ein leckerer Aufstrich für jede Gelegenheit: für den kleinen Hunger zwischendurch, ein Pausenbrot für Ihre Kinder oder für Gäste … Wer dieses Mus genießt, profitiert von einer Stärkung im Wasserelement und ist angenehm gesättigt.

> 2 geräucherte Makrelen · Meersalz · 2 EL Zitronensaft · 1 Bund Basilikum · 100 g Süßrahmbutter · 8 Eier · 1 EL Dijonsenf · weißer Pfeffer aus der Mühle · 0,2 g Crème fraîche

1. Die Makrelen im warmen Ofen (80 °C) etwa 5 Min. anwärmen. Am Rücken einschneiden und die Haut abziehen. Das Fischfleisch (W) von den Gräten lösen und in eine Schüssel geben. Mit Meersalz (W) salzen und mit einer Gabel sorgfältig zerdrücken; die restlichen Gräten herausfischen.
2. Den Zitronensaft (H) darüber träufeln, Basilikum (F) waschen, abtropfen lassen, fein hacken und darüber streuen. Süßrahmbutter (E) zugeben.
3. Eier hart kochen und die Eigelbe (E) dazugeben. Senf (M) hinzufügen, pfeffern (M), salzen (W). Crème fraîche (H) dazugeben und alles kräftig zu einem Mus vermengen.
4. In vier Förmchen füllen und 2 Std. im Kühlschrank kalt stellen.

ELEMENTEKÜCHE – GESUND UND LECKER

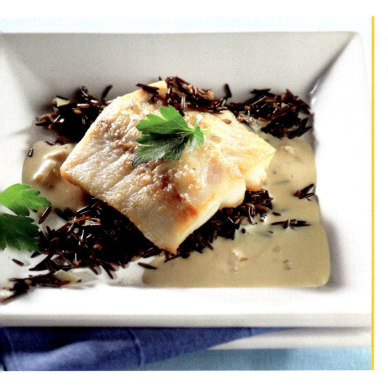

Dorschrücken mit Senfsoße und Wildreis nährt Ihre Lebensenergie im Wasserelement.

Dorschrücken mit Senfsoße und Wildreis

Dieses Hauptgericht ist angenehm leicht und bekommt auch kranken, geschwächten und älteren Menschen gut.

> 2 EL Weizenmehl · 4 EL Süßrahmbutter · 4 EL Dijonsenf · weißer Pfeffer aus der Mühle · 150 ml Fisch- oder Gemüsebrühe · 1 TL Orangen- oder Zitronengelee · 1 TL Aprikosengelee (oder 1 getrocknete Aprikose, klein geschnitten) · 100 ml Sahne · 1 Schalotte · 1 kg Dorschrückenfilets · Meersalz · 1 Zwiebel · 400 g Wildreis · 800 ml Gemüsebrühe · 1 EL Balsamessig · 1 TL Paprikapulver

1. In einem Topf bei mittlerer Hitze (F) das Weizenmehl (F) 3–4 Min. trocken anrösten, jedoch nicht anbräunen lassen. 2 EL Süßrahmbutter (E) zufügen, gut verrühren und mindestens 5 Min. auf kleiner Flamme köcheln lassen. Dabei ständig rühren, damit die Mischung nicht anbrennt.
2. Senf (M) und weißen Pfeffer (M) dazugeben. Die Fisch- oder Gemüsebrühe (W) einfüllen. Orangen-/Zitronen- (H) und Aprikosengelee (F) dazugeben und die Sahne (E) eingießen. Mit Pfeffer (M) abschmecken. In ca. 15 Min. eine sämige Soße köcheln, salzen.
3. Parallel dazu eine Pfanne aufs Feuer (F) stellen, 2 EL Süßrahmbutter (E) darin schmelzen lassen. Den Boden der Pfanne mit Pfeffer (M) aus der Mühle bestreuen. Die Schalotte (M) halbieren, hineingeben. Den Fisch (W) von beiden Seiten – je nach Dicke der Filets – insgesamt 8–12 Min. darin braten. Der Fisch ist gar, wenn er auf Fingerdruck elastisch wieder zurückkommt.
4. Das Ganze 4 Min. im vorgeheizten Ofen (60°) entspannen lassen, dann erst in Scheiben schneiden. Einen Soßenspiegel auf die Teller gießen und die Filetscheiben darauf setzen. Mit Meersalz (W) abschmecken.
5. Für den Wildreis: Die Zwiebel (M) schälen und klein würfeln, in einen Topf geben. Den Wildreis (W) in ein Sieb geben und abbrausen, dazugeben. Die Gemüsebrühe (W) eingießen, ebenso den Balsamessig (H); dann das Paprikapulver (F) einstreuen.
6. Den Topf aufs Feuer stellen (F); Süßrahmbutter (E) und Pfeffer (M) hinzufügen und in 20 Min. gar kochen. Probieren Sie nach 15 Min. den Garungsgrad. Die Reiskörner sollten eben bissfest sein und noch nicht aufgeplatzt. Zum Schluss mit Meersalz (W) salzen.

Geschmortes Weißkraut mit Kürbiskernen

Wer Weißkohl einmal knackig und pikant genießen möchte, wird sich über dieses Rezept mit Kürbiskernen freuen. Mit diesem Gericht wird die Energie im Wasserelement – Nieren-Yin und -Yang – gestärkt und die Basis unserer Lebenskraft, das Nieren-Qi, spürbar unterstützt.

1/2 Weißkohl · 1 EL Schmalz · Pfeffer, gemahlen · 2 EL Kürbiskerne ·
1 EL Weinessig · 1 TL Paprikapulver · 2 EL süße Sahne

ELEMENTEKÜCHE – GESUND UND LECKER

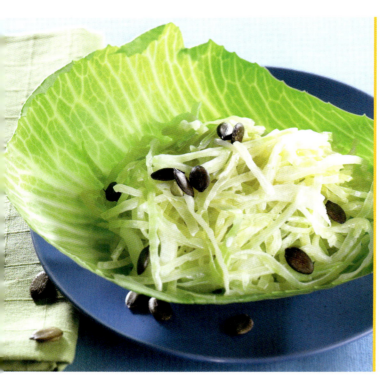

Geschmortes Weißkraut mit Kürbiskernen ist perfekt für die Wintermonate geeignet, denn das Kraut kann längere Zeit gelagert werden und spendet Vitamine und Energie, die man gerade in der kalten Jahreszeit braucht, um gesund zu bleiben.

1. Den halben Weißkohl nochmals halbieren; die äußeren Blätter, falls sie verschmutzt oder beschädigt sind, entfernen. Den Weißkohl waschen und klein hobeln.
2. Einen großen gusseisernen Topf bei mittlerer Hitze auf den Herd stellen (F). Schmalz (E) hineingeben und mit etwas Pfeffer (M) würzen.
3. Das gehobelte Weißkraut (W) in den Topf geben und im Schmalz 15 Min. anrösten. Dann die Kürbiskerne (W) zum Kraut geben und ein paar Minuten mitrösten.
4. Weinessig (H) zum Kraut gießen. Das Paprikapulver (F) darüber streuen und das fertig geschmorte Weißkraut mit der süßen Sahne (E) ablöschen.

Kross gebratener Saibling

Fisch speist unser Wasserelement und stärkt die Nierenenergie. Alle, die sich erschöpft fühlen, können mit diesem Gericht ihr Nieren-Qi stärken.

> 4 Saiblingfilets · 1 EL Süßrahmbutter · Pfeffer, gemahlen · Meersalz · 200 ml Weißwein · 1 Bund glatte Petersilie · 1 Wacholderbeere · 3 EL süße Sahne · Currypulver

1. Filets halbieren. Pfanne erwärmen (F), Butter (E) hineingeben und pfeffern (M). Fisch (W) mit der Haut nach unten braten. Er ist gar, wenn oben noch ein glasiger Strich sichtbar ist. Herausnehmen, vorsichtig salzen (W) und im Ofen warm halten (Haut nach oben).
2. Den Bratensatz mit Weißwein (H) ablöschen. Die Petersilie (H) klein schneiden und mit der Wacholderbeere (F) dazugeben.
3. Sahne (E) angießen, mit Currypulver (M) bestäuben und salzen (W).
4. Die Soße auf die Teller verteilen und die Filets mit der Haut nach oben darauf legen, servieren.

Kross gebratener Saibling ist wie alle Fische zu empfehlen, wenn Sie Ihren Nieren- Funktionskreis stärken möchten.

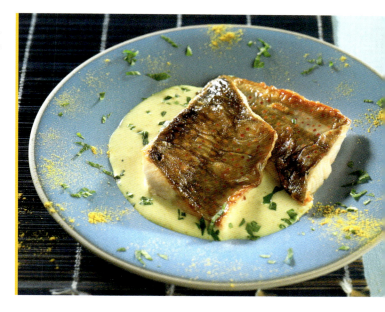

Leben im Gleichgewicht

Neben der richtigen Ernährung gibt es viele weitere Möglichkeiten, Ihr energetisches Gleichgewicht zu erhalten und damit die Voraussetzung für ein gesundes und glückliches Leben zu schaffen. Halten Sie die Balance! Zum Beispiel mit Visualisierungs- und Entspannungsübungen, Augen- oder Zungenpflege, Massagen oder Jin Shin Jyutsu.

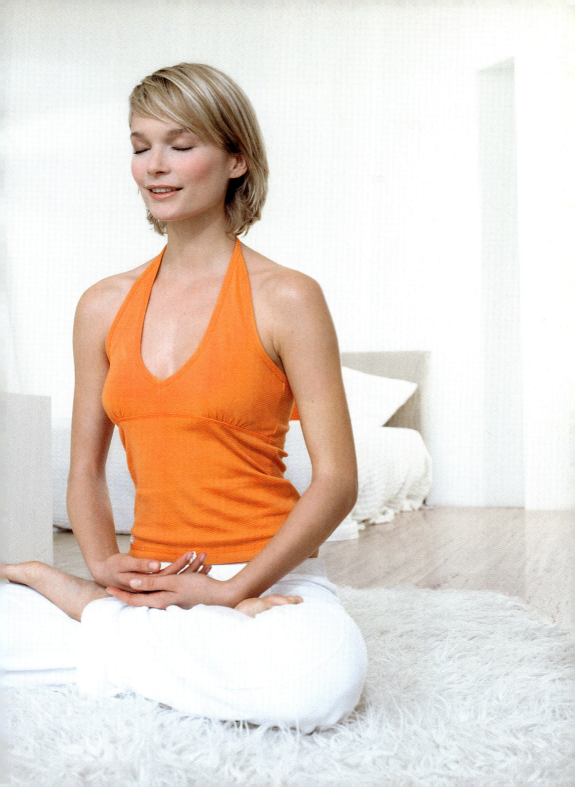

LEBEN IM GLEICHGEWICHT

Die Elemente in Balance bringen

Die Ernährung ist eine tragende Säule der Gesundheit, doch natürlich gibt es viele weitere Aspekte, die zu einem gesunden, harmonischen Leben beitragen. So finden Sie in diesem Kapitel zahlreiche Übungen und Anregungen, wie Sie jedes einzelne Element balancieren können.

Rücken Sie sich selbst in den Mittelpunkt!

Alle Strategien und Hilfen der TCM dienen einem Zweck: ein harmonisch balanciertes Fließgleichgewicht in allen Lebensbereichen herzustellen und aufrechtzuerhalten. In den vorigen Kapiteln haben Sie erfahren, wie Sie mit Hilfe der Nahrung in Balance kommen können. In diesem Kapitel finden Sie Möglichkeiten, die noch andere Lebensbereiche einbeziehen. Wenn Sie den Empfehlungen auch nur teilweise folgen, werden Sie bald weitere Erfolge verbuchen können. Sie werden allerdings vermutlich auch den einen oder anderen Veränderungsschritt in Ihrem Leben vornehmen. Solange Sie zum Beispiel vom Aufwachen bis zur Nachtruhe durch den Tag hetzen, mit viel zu vielen Terminen und Pflichten beladen, werden Sie die gesunde Balance Ihres Lebens nicht entfalten können. Setzen Sie stattdessen sich selbst in den Mittelpunkt Ihres Lebens! Dieses Leben ist ein einmaliges, kostbares Geschenk. Sorgen Sie dafür, dass es ein gesundes und freudvolles Leben ist!

Die Selbstheilungskräfte unterstützen

Wie im ersten Kapitel beschrieben, entsteht Krankheit immer dann, wenn der harmonische Fluss der Lebenskraft Qi blockiert oder fehlgeleitet ist. Ein angeborenes »Kontroll- und Korrektursystem« erkennt Störungen unseres lebendigen Gleichgewichts und reguliert den Organismus wieder in Richtung seiner natürlichen Ordnung. Einfache Erkrankungen und Beschwerden klingen so normalerweise von selbst ab. Erst wenn unsere Selbstheilungskraft ermüdet, können sich ernstere Krankheiten entwickeln. Jede Therapie sollte daher diese körpereigene Fähigkeit zur Selbstheilung unterstützen.

Krankheit als Wegweiser

Körperliche Symptome und Beschwerden sind Hinweise auf ein energetisches Ungleichgewicht im Organismus, die wir verstehen lernen sollten. Um gesund zu werden – und zu bleiben –, müssen wir die tieferen Geheimnisse dieser Botschaft entschlüsseln. Hierbei bietet das Modell der Fünf Elemente eine hilfreiche Struktur. Lassen Sie sich einladen zu einem Spaziergang durch die verschiedenen Ebenen des Fünf-Elemente-Modells, und Ihr Verständnis für Beschwerden und Symptome wird wachsen. Die Symptom-Tabelle in der hinteren Klappe dieses Buches hilft Ihnen dabei, zu erkennen, welche Elemente Sie bei bestimmten Krankheiten oder vorübergehenden Beschwerden besonders unterstützen sollten. Natürlich können Sie auch Ihrem Gefühl folgen. Ihre innere Weisheit zeigt Ihnen den Weg. Probieren Sie's aus!

Jin Shin Jyutsu – die Energie balancieren

Nehmen Sie sich regelmäßig Zeit, um sich selbst Aufmerksamkeit zu schenken. Am Ende jedes der folgenden fünf Elemente-Kapitel finden Sie einfache Hinweise aus dem Jin Shin Jyutsu®. Diese Kunst wurde vor über 100 Jahren von dem Japaner Jiro Murai entwickelt und von der Amerikanerin Mary Burmeister weltweit verbreitet. Sehr einfache und gleichzeitig hochwirksame Übungen schenken Ihnen neue Harmonie und stärken Ihr Selbstbewusstsein.

Ihre Hände dienen dabei als »Starthilfekabel« und verbinden Sie mit der unerschöpflichen Quelle kosmischer Energie. 26 Körperpunkte, die auch in der Akupunktur genutzt werden, reagieren auf Berührung mit Entspannung und balancieren Ihre Energie. Die einfachste Übung können Sie überall und an jedem Ort ausführen: Jeder Ihrer Finger bildet den Schlüssel zu einem Ihrer Elemente. Sehen Sie nach, welcher Finger zu dem Element gehört, das Sie gerade balancieren möchten, und umschließen Sie diesen ganz mit den Fingern der anderen Hand. So harmonisieren Sie einfach und elegant den gesamten dazugehörigen Funktionskreis (siehe dazu jeweils den Kasten am Ende der fünf Elemente-Abschnitte). Sie meinen, das klingt zu einfach, um funktionieren zu können? Probieren Sie es einfach mal aus, und lassen Sie sich spielerisch auf diese Erfahrung ein. Und dann staunen Sie über die positiven Effekte!

LEBEN IM GLEICHGEWICHT

Das Holzelement unterstützen: Wandeln Sie Wut in Bewegung um

Die dynamische Kraft des Holzelementes benötigt ganz besonders den freien Fluss aller Energien. Wenn Ihr Holzelement gestaut ist, sollten Sie deshalb vor allem für ausreichend körperliche Bewegung sorgen.

Werden Sie körperlich aktiv!

Fragen Sie sich einmal: Welche körperlichen Aktivitäten haben Ihnen früher viel Freude bereitet? Welche erholsamen Hobbys haben Sie in den letzten Jahren vernachlässigt? Vielleicht melden Sie sich wieder einmal zu einem Tanzkurs an. Oder Sie gehen regelmäßig schwimmen oder wan-

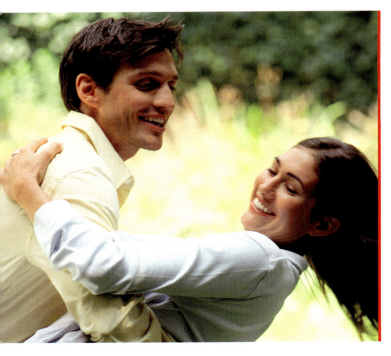

Wenn das hohe Energiepotenzial des Holzelementes nicht ausgelebt wird, kann es leicht zum Energiestau kommen. Hält er länger an, führt das früher oder später zu gesundheitlichen Beschwerden. Das einfache Gegenmittel: Schwingen Sie das Tanzbein. Sorgen Sie für Bewegung, die Freude macht!

dern oder einfach nur ausgiebig spazieren. Spüren Sie in sich hinein: Worauf hätten Sie so richtig Lust? Und dann tun Sie es! Erfahrungsgemäß ist es hilfreich, solche Termine zur »Selbstpflege« ähnlich zu planen wie berufliche und andere Pflichten. Der mit Terminen voll gestopfte Alltag, den viele Menschen heute haben, lässt die ganz persönlichen Bedürfnisse zu leicht aus dem Blickfeld geraten – besonders jene, zu denen man sich ein wenig aufraffen muss. Mindestens einen, besser noch zwei verbindliche Termine zur Bewegungspflege sollten Sie wöchentlich in Ihren Terminkalender aufnehmen. Ihre Muskeln (Entsprechung des Holzelementes) werden es Ihnen danken.

Passive Bewegung

Neben der aktiven Bewegung sind auch passive Bewegungen des Muskel-, Sehnen- und Gelenkapparates sowie spezielle Übungen eine gute Unterstützung des Holzelementes. Eine entspannende Massage oder Druckpunktmassage (Shiatsu), die Sie auch selbst durchführen können, Fußreflexzonen-Behandlungen, Krankengymnastik, Feldenkrais, Yoga, Alexander-Technik – die Möglichkeiten einer hilfreichen Therapie sind heute so zahlreich, dass Sie ganz einfach nach Ihren Vorlieben das aussuchen können, was Ihnen am meisten zusagt.
Falls es Ihnen schwer fällt, sich muskulär zu entspannen, helfen Ihnen vielleicht Atemtherapie, die Technik der Progressiven Muskelrelaxation nach Jacobson, autogenes Training, Meditation oder Akupunktur dabei.

»Bewegung ist das Tor zum Leben«, sagen Forscher der Neurophysiologie. Über Bewegung strukturieren Kleinkinder ihr Nervensystem. Alle Ihre Organe können leichter arbeiten und kommunizieren, wenn Sie beweglich bleiben.

Augenpflege

Unsere Augen, die dem Holzelement zugeordneten Sinnesorgane, sind heutzutage einer enormen Reizüberflutung ausgesetzt, die ihnen sehr viel abverlangt. Sie sollten deshalb liebevolle Pflege erhalten. Nützlich sind das richtige Licht bei der Arbeit, Schutz vor zu intensiver Sonnenbestrahlung, Befeuchtung durch reizlindernde Augentropfen aus der homöopathischen Apotheke (zum Beispiel Augentrost, Euphrasia) und ab und zu eine beruhigende Augenkompresse mit heilsamen Kräuterauszügen (wie Kamille oder ebenfalls Augentrost).

Augen-Entspannung

Setzen Sie sich einmal ganz bewusst an einen Ort im Grünen (Farbe des Holzelementes), und lassen Sie den Blick schweifen; eine harmonische Abwechslung von Nah- und Ferneinstellung trainiert die Augenmuskeln und entspannt sie gleichzeitig. Falls Sie viel am Computer arbeiten, sind diese Hinweise besonders wichtig. Vielleicht bringen Sie an der Wand gegenüber Ihrem Arbeitsplatz ein schönes Landschaftsbild an, das Sie ab und zu betrachten, um Ihren Augen ein wenig Erholung zu gönnen.
Ein gutes Training zur Entspannung der Augen kann auch die Betrachtung von 3-D-Bildern sein. Durch die Konzentration auf einen Fernpunkt entspannen sich die Gesichtsmuskeln der Augenpartie. Und die allerbeste Methode, gleich mehrere Entsprechungen des Holzelementes zu pflegen, ist ein Spaziergang in der Natur. Augen, Muskeln, Sehnen, Gelenke, Körper und Seele erholen sich und finden ins Gleichgewicht.

Die Leber unterstützen

Leber und Gallenblase als Organe des Holzelementes erbringen große Leistungen in der Produktion von Verdauungssäften und zahlreichen anderen Stoffwechsel-Helfern. Mit einem gut gewählten Speiseplan können Sie sie bei diesen Aufgaben unterstützen. Im Frühjahr, der Jahreszeit des Holzelementes, wächst auf allen Wiesen die Heilpflanze fürs Leber-Galle-System: der Löwenzahn. Löwenzahnsalat, frisch gepresster Löwenzahnsaft oder die homöopathische Pflanzen-Urtinktur des Löwenzahns (Taraxacum) helfen der Leber, ihre Arbeit zu verrichten. Besonders im Frühling sollten Sie Ihr Holzelement pflegen, ebenso in jeder Phase des Umbruchs und Neubeginns. Wind und Sturm – im tatsächlichen wie im übertragenen Sinne (»stürmische Zeiten«) – fördern und fordern die Leber gleichermaßen.

Visualisierungsübung für die Leber

Sie können Ihren Leber-Funktionskreis mit der Kraft Ihrer Vorstellung unterstützen. Den Text folgender Übung können Sie sich auf Kassette sprechen oder von einem vertrauten Menschen vorlesen lassen (zwischen den Sätzen Pausen machen). Dauer der Übung: etwa fünf Minuten.

Das Holzelement unterstützen

> Setzen Sie sich bequem auf einen Stuhl oder Sessel, so wie es für Sie angenehm ist.
> Stellen Sie sich vor, wie Ihre Leber entspannt arbeitet. Richten Sie Ihre Aufmerksamkeit auf den Bereich unterhalb des rechten Rippenbogens, und stellen Sie sich vor, wie ein mildes, türkisfarbenes Licht Ihre Leber einhüllt. Ganz langsam durchdringt dieses Licht alle Leberzellen und erfrischt sie mit neuer Energie. Die Leber wird dabei ganz entspannt und regeneriert sich.
> Lassen Sie dieses türkisfarbene Licht sich nun in den gesamten Bauchraum ausdehnen.
> Strecken Sie die Arme hoch über den Kopf, atmen Sie tief ein und aus, und stellen Sie sich beim Ausatmen vor, dass alle noch verbliebene Anspannung mit dem Ausatmen aus Ihnen hinausfließt.
> Nehmen Sie abschließend Ihre Füße in die Hände, und massieren Sie sanft den Bereich zwischen erster und zweiter Zehe kreisförmig im Uhrzeigersinn.

Der Wut Raum geben

Viele Menschen halten Gefühle wie Zorn und Wut zurück, unterdrücken sie sogar, weil sie ihre Mitmenschen nicht stören – oder gar verletzen möchten. Um die Kraft des Holzelementes in harmonischem Fluss zu halten, müssen diese »negativen« Gefühle aber Raum erhalten und ausgelebt werden, um eventuelle Energieblockaden oder -stauungen zu vermeiden. Deshalb möchten wir Ihnen einige Tipps geben, wie Sie Ihre Wut gefahrlos verwandeln können, ohne dass Sie jemand verletzen oder vor den Kopf stoßen. Wählen Sie eine der folgenden Möglichkeiten aus.

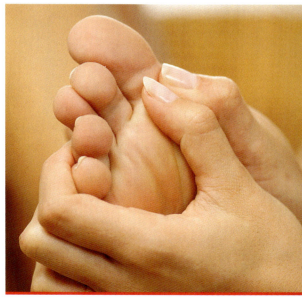

Mit einer entspannenden Fußmassage wird die Visualisierungsübung für die Leber abgeschlossen.

So verwandeln Sie Ihre Wut

> Stellen Sie sich Ihre Wut, Ihren Zorn als feurigen Energieball vor, den Sie zunächst mit aller Kraft aufblasen. Nehmen Sie nun vor Ihrem geistigen Auge diesen »Wutball« in die Hände und pressen ihn so fest, wie Sie nur können, bis er zu einer sehr kleinen, kompakten Kugel geworden ist. Diese schleudern Sie in Gedanken mit aller Kraft von sich.
> Schreiben Sie einen wütenden Brief – den Sie allerdings nie absenden werden. In diesem geschützten Rahmen dürfen Sie alles sagen, was Sie ärgert und beschäftigt. Sie dürfen sich auch alle Kraftausdrücke erlauben, die Sie normalerweise für sich behalten. Wenn Sie alles aufgeschrieben haben, übergeben Sie den Brief an einem sicheren Ort dem Feuer. Das Feuer transformiert und reinigt. Und während Ihr wütender Brief von den Flammen verzehrt wird, stellen Sie sich vor, dass Ihr Holzelement jetzt das Feuerelement füttert. Spüren Sie, wie die Befreiung von der Wut Freude in Ihnen entstehen lässt.
> Lassen Sie Ihre Wut an einem Kissen aus: Werfen Sie es kraftvoll an die Wand, und lösen Sie damit den Qi-Stau in Ihren Muskeln auf. Drehen, schütteln, schlagen und quetschen Sie es, bis Sie spüren, dass wieder entspannte Heiterkeit in Ihnen aufsteigt.

TIPP

Jin Shin Jyutsu

> Halten Sie abwechselnd Ihren rechten und linken Mittelfinger, indem Sie ihn jeweils mit den Fingern der anderen Hand ohne Druck ganz umschließen. So beruhigen und balancieren Sie den Leber-Qi-Stau. Gewöhnen Sie sich diese Geste an: statt »Mittelfinger hoch« Mittelfinger halten. Nach wenigen Augenblicken können Sie wieder ruhig durchatmen und die Gereiztheit verraucht.
> Im Sitzen oder Liegen balancieren Sie Ihr Holzelement, indem Sie die Hände rechts und links leicht auf den vorderen unteren Rippenbogen legen. Ist Ihr Holzelement chronisch belastet, gönnen Sie sich doch morgens und abends im Bett zehn Minuten in dieser Haltung. Ruhe und Entspannung breiten sich aus. Genießen Sie es!

Das Feuerelement unterstützen

Das Feuerelement unterstützen: Bringen Sie Freude in Ihr Leben

Das Herz-Kreislauf-System mit Blut und Blutgefäßen – Entsprechungen des Feuerelementes – wird gut versorgt, wenn das vorangehende Holzelement es mit ausreichend Energie füttern kann. Durch Bewegung, eine gesunde Lebensweise und Übungen, die Freude in Ihr Leben bringen, können Sie es zusätzlich unterstützen.

Fördern Sie die Durchblutung!

Zwei Heilpflanzen sorgen besonders gut für die Durchblutung und somit für die Herzkraft: Ginkgo und Weißdorn (Crataegus). Präparate aus diesen Pflanzen sollten allerdings grundsätzlich nur nach Absprache mit Ihrem Arzt eingenommen werden, um sie mit dem gesamten Behandlungsplan abzustimmen.

Herz-Kreislauf-Training

Viele Sport- und Fitnesszentren bieten heute ein spezielles Herz-Kreislauf-Training, auch Cardio-Training genannt, an, das die Organe des Feuerelementes optimal unterstützt. Ausreichend Bewegung und frische, möglichst sauerstoffreiche Luft sind weitere Hilfen für dieses Element.

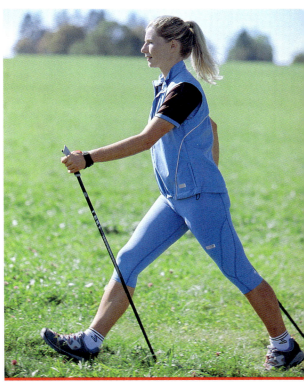

Immer mehr Menschen betreiben in ihrer Freizeit Nordic Walking – eine sehr schonende Möglichkeit des Herz-Kreislauf-Trainings.

Zungenpflege

Ob Ihr Feuerelement im Gleichgewicht ist, sehen Sie auch an Ihrer Zunge: Winzige rote Pünktchen oder eine intensiv gerötete Zungenspitze weisen auf Hitze – die klimatische Entsprechung des Feuerelementes – hin. Da das Feuerelement durch große Trockenheit gestört wird, sollten Sie in diesem Fall unbedingt ausreichend Flüssigkeit zu sich nehmen (siehe dazu auch »Ernährungstipps für den Yang-Typ«, Seite 24).

Das Öl-Ziehen

> *Die Natur hilft auf dreierlei Weise:*
> *– passiv, statisch, durch Ruhe,*
> *– aktiv, dynamisch, durch Übung,*
> *– durch Reaktionen, die eine zielstrebige Bewegung darstellen.*
> Hippokrates

Für ein gesundes Mikroklima der Mundhöhle können Sie sorgen, indem Sie täglich morgens einen Esslöffel kaltgepresstes Sonnenblumenöl in den Mund nehmen und es so lange durch die Zähne saugen, bis es eine wässrige Konsistenz entwickelt und trüb wird; das dauert etwa zehn Minuten. Danach wird das Öl in den Abfall ausgespuckt (bitte nicht in den Abfluss!) und der Mund mit einem Aufguss aus Salbei gespült. Diese einfache Behandlung pflegt die Schleimhaut von Zunge (Feuerelement) und Mundhöhle (Erdelement) und beugt Zahnfleischblutungen sowie Parodontose vor.

Den Dünndarm pflegen

Um das Hohlorgan im Feuerelement zu unterstützen, eignet sich eine einfache Massagetechnik. Ihr Dünndarm wird sich entspannen und die Selektion der nützlichen Nahrungsanteile mühelos leisten können.

Dünndarm-Massage

Zwischen 13 und 15 Uhr ist die so genannte »Maximalzeit« des Dünndarms. In dieser Zeit ist er sehr stark mit Energie versorgt, und seine Aktivität erreicht ein Maximum. Die Bauchmassage wird dementsprechend um diese Zeit besonders wirksam sein.

> Setzen Sie sich auf die Couch oder in einen Sessel und lehnen Sie sich bequem zurück. Machen Sie den Bauch frei, und träufeln Sie nach Belieben etwas Massageöl auf Ihre Handinnenflächen.

Das Feuerelement unterstützen

> Beginnen Sie am Bauchnabel mit der flachen Hand und sanft kreisenden Bewegungen gegen den Uhrzeigersinn Ihren Bauch zu massieren.
> Lassen Sie diese Kreise zunehmend größer werden, bis sie den ganzen Bauch bedecken.
> Lassen Sie die Kreise nun wieder kleiner werden, bis sie schließlich wieder beim Bauchnabel enden.
> Wiederholen Sie diese Übung einige Male – solange sie Ihnen gut tut und Spaß macht.

Lassen Sie das Lachen in Ihr Leben!

Folgende kleine Übungen stärken Ihre Begeisterungsfähigkeit und die Freude in Ihrem Leben – beides Entsprechungen des Feuerelementes.

Übungen der Freude

> Nehmen Sie sich zwei bis drei Stunden Zeit für einen besonderen Spaziergang: Gehen Sie hinaus, und entdecken Sie die Welt noch einmal ganz bewusst mit den neugierigen Augen und der Begeisterungsfähigkeit eines kleinen Kindes. Jeder Stein, jede Pflanze, jede neue Entdeckung wird als kleines Wunder begrüßt. Versuchen Sie, die besondere Schönheit in jedem Detail zu entdecken, und nehmen Sie sich viel Zeit dafür. Vielleicht kennen Sie auch ein Kind, das Ihnen auf diesem Spaziergang als »Lehrer« dienen kann? Schauen Sie ihm ganz bewusst in die Augen, und erinnern Sie sich dabei an das neugierige Kind, das Sie selbst einmal waren. Es lebt noch in Ihnen und freut sich über Ihre Aufmerksamkeit!

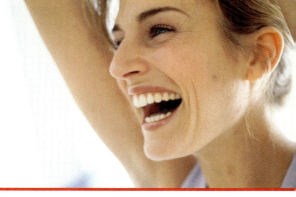

»Lachen und Lächeln sind Tor und Pforte, durch die viel Gutes in den Menschen hineinhuschen kann.« Treffender – und schlichter – kann man wohl nicht ausdrücken, was Christian Morgenstern in diesem Satz beschreibt.

> Welche Tätigkeit hat Ihnen in früheren Zeiten viel Freude geschenkt? Was hat Sie so richtig begeistert? Nehmen Sie sich Zeit, wieder einmal bewusst zu tun, was Sie erfreut.
> Schenken Sie sich ganz bewusst täglich eine kleine (auch immaterielle) Freude. Und machen Sie täglich mindestens einem Menschen – das kann ein Freund sein oder aber jemand, den Sie gar nicht kennen – eine Freude.
> Lächeln Sie öfter mal; Ihr lächelndes, freundliches Gesicht wird Sie mit freudigen Reaktionen beschenken, die einen angenehmen Kreislauf in Bewegung setzen. Ein Lächeln wirkt auch körperlich: Lächeln Sie einige Sekunden, so lösen sich körperliche Spannungen, schlechte Laune verfliegt, und Ihr Gehirn schüttet Glückshormone aus.
> Ziehen Sie vor dem Einschlafen eine kleine Bilanz: Welche Freuden hat mir dieser Tag geschenkt? Wenden Sie Ihre Aufmerksamkeit bewusst nur auf die freudigen Momente der letzten 24 Stunden, und beschließen Sie Ihren Tag dann mit einem kleinen Dank an Ihr Herz, das Freude fühlen kann, und an alle, die dazu beigetragen haben, Freude in Ihnen zu wecken.

TIPP

Jin Shin Jyutsu

> Ihr Feuerelement balancieren Sie, indem Sie – abwechselnd links und rechts – Ihren kleinen Finger halten. Die Finger der anderen Hand umschließen dabei ohne Druck den ganzen kleinen Finger. Hier verläuft der Herzmeridian. Unruhezustände, Hektik oder Herzklopfen werden milder und beruhigen sich mit diesem Griff.
> Im Sitzen und Liegen erreichen Sie harmonische Balance, indem Sie die Hände beiderseits auf die Leisten legen. In den Leisten liegt jeweils ein wichtiger Energieknotenpunkt, der Yin- (untere Körperhälfte) und Yang-Energien (obere Körperhälfte) verbindet. Mit den Händen als »Starthilfekabel« balancieren Sie so Ihr Feuerelement.

Das Erdelement unterstützen: Harmonisieren Sie Ihren Geist

Bindungen im Körper des Menschen und zwischen den Menschen entsprechen dem Erdelement. Alle Vernetzungen der Ebenen untereinander, innen wie außen, und ebenso die Kraft der Gedanken, stehen in Verbindung mit dem Funktionskreis der Milz.

Die Macht der Gedanken

Wir wissen inzwischen, dass jede unserer Handlungen Konsequenzen für unsere Umwelt, ja, für den gesamten Planeten haben kann. Aber auch die Gedanken scheinen als Magnetfelder in Interaktion zu treten: »Gedanken sind Kräfte« – das wussten schon die Dichter der Aufklärung.
In den letzten Jahrzehnten hat das Bewusstsein unserer vernetzten Welt immer größere Dimensionen angenommen. Jede Handlung, jedes Gefühl, jeder Gedanke hat Auswirkungen auf uns und unsere Umgebung. Psychologen haben erkannt, dass etwa 90 Prozent unseres Seins und unserer Kommunikation über unbewusste, noch nicht ausreichend erforschte Kanäle laufen. Mit diesem größten Teil unseres Seins stehen wir auf vielen Ebenen in Beziehung: Hier entspringt beispielsweise das Gefühl zu wissen, wer anruft, wenn das Telefon läutet; zwei Menschen, die gleichzeitig dieselbe Idee aussprechen, stehen auf dieser Ebene in Verbindung, ebenso Wissenschaftler, die an verschiedenen Orten zeitgleich eine bestimmte Entdeckung machen.
Auch plötzliche Ahnungen oder Eingebungen – viele Menschen spüren es beispielsweise sofort, wenn einem Familienangehörigen etwas zustößt – oder die Geschichte von der Katze, die »ihrem Menschen« nach dessen Umzug mehrere hundert Kilometer folgte und ihn wiederfand, zeigen uns, dass es Kommunikations- und Vernetzungsebenen geben muss, die bisher noch nicht erforscht sind. Moderne Physiker haben Erklärungsversuche entwickelt, aber Tatsache ist, dass wir im beginnenden 21. Jahrhundert trotz aller Wissenschaft noch mit einer Fülle von unerklärlichen Phänomenen konfrontiert sind.

> *Es ist unglaublich, wie viel Kraft die Seele dem Körper zu leihen vermag.*
> Wilhelm von Humboldt

Über die Medien und die Computer-Branche hat die Vernetzung der Welt inzwischen immer größere Dimensionen gewonnen. Die Menschheit rückt – zumindest mental – immer näher zusammen. Diesen Vernetzungsgedanken können Sie sich auf vielseitige Art zunutze machen, wie Sie im Folgenden sehen werden.

Übungen zur Gedankenstärkung: Denken Sie positiv!

> Werden Sie sich der grenzenlosen Verbundenheit aller Lebewesen gewahr. Genießen Sie einige Minuten lang ganz bewusst, dass Sie Teil eines großen Netzes von Fähigkeiten, Gefühlen und Gedanken sind. Richten Sie Ihre Bedürfnisse und Sehnsüchte innerlich auf das Ganze, und bitten Sie schließlich darum, aus der großen Quelle von Möglichkeiten das Richtige für Ihren Weg zu erkennen.
> Diese kleine Meditation kann Vertrauen und Hoffnung schaffen: Wenn Sie von Sorgen und kreisenden negativen Gedanken geplagt sind, geben Sie diese ganz bewusst ins große Netz zurück. Stellen Sie sich dabei vor, dass alles, was nicht mehr benötigt wird – auch überholte und überflüssig gewordene Gedanken und Gefühle – auf einem großen kosmischen Komposthaufen zersetzt wird, um sich in wertvollen Humus zu verwandeln. Eines Tages kommt dieser Humus, das vergorene schöpferische Potenzial, als Kraftquelle zu Ihnen zurück.
> Stellen Sie sich vor, wie alle Ebenen Ihres Seins miteinander in Kontakt stehen: Körper, Seele und Gedanken bilden eine so enge Einheit, dass Sie Botschaften und Informationen aus einem Bereich auch für all die anderen Bereiche nutzen können. Vielleicht entdecken Sie dabei auch Ihren inneren Gesundheits- und Lebensberater? In einer kurzen kreativen Besinnung können Sie nach innen lauschen und möglicherweise die Antwort auf ungelöste Probleme, seien sie geistigen, seelischen oder körperlichen Ursprungs, von dort erhalten.

Familienbande entschlüsseln

Familientherapeuten befassen sich in den letzten Jahren vermehrt mit den zwischenmenschlichen Verbindungen, welche die Zeit überdauern, und entdecken dabei faszinierende Tatsachen. Ein Ergebnis dieser »Ahnenforschung« lautet, kurz ausgedrückt: Alles ist in uns – alle Mitglieder

Das Erdelement unterstützen

unserer Familie haben über Generationen eine Art »psychologische Spur« in uns hinterlassen. Manche seelischen, geistigen und auch körperlichen Probleme, die wir für individuell hielten, werden verständlich, wenn wir beginnen, diese Spuren zu suchen und zu entschlüsseln.
Wir tragen dementsprechend also nicht nur ein körperliches, sondern auch ein seelisch-geistiges Erbe in uns. Indem wir dieses kennen und verstehen lernen, gewinnen wir die Freiheit der Entscheidung zurück: Muster, die unser Lebensglück fördern, können wir pflegen; und hinderliche Verhaltensmuster lohnt es gewiss zu verabschieden.
Ebenso wichtig wie die Erkenntnis unserer alles umfassenden Vernetzung ist auf der anderen Seite auch die Fähigkeit zur Selektion: Brauchbares von Unbrauchbarem zu trennen; das Nützliche zu erhalten und sich vom Nutzlosen zu lösen. So wie unser Verdauungstrakt auf der körperlichen Ebene sortiert, aufnimmt und ausscheidet, benötigen wir auch für die seelische und mentale Gesundheit eine sinnvolle Selektion.

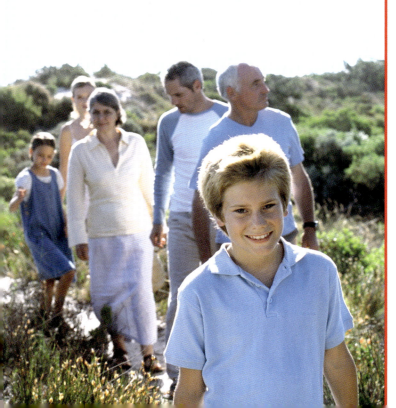

Unsere Familie, unsere Ahnen prägen uns nicht nur körperlich, sondern sie geben uns auch ein seelisch-geistiges Erbe mit. Es prägt unsere Verhaltensmuster – und kann förderlich oder hinderlich sein. Es lohnt sich, es kennen zu lernen und zu »sortieren«: Was kann ich brauchen, was möchte ich loslassen?

Das Bindegewebe pflegen

Das Bindegewebe, eine Entsprechung des Erdelementes, wird in seinen Funktionen unterstützt, wenn wir ihm Möglichkeiten zur Reinigung anbieten, indem wir beispielsweise ausreichend frisches Quellwasser (ohne Kohlensäure) trinken. Auch einige Heilpflanzen unterstützen das Bindegewebe bei seinen Aufgaben: Der Schachtelhalm (Equisetum) etwa hilft bei allen Prozessen, die Struktur- und Formbildung unterstützen sollen. So wie er auf der körperlichen Ebene das Bindegewebe stützt, so fördert er mit seinen energetischen Anteilen klares Denken und Organisationstalent. Symphytum, der Beinwell, unterstützt alle Heilungsprozesse in den Knochen wie auch im Bindegewebe. Für eine Verordnung der Präparate aus den genannten Heilpflanzen und deren Anwendungsvorschriften sollten Sie sich jedoch an Ihren TCM-Berater oder Ihren Arzt wenden.

Yangisieren Sie die Lebensmittel

Um Ihr Erdelement vor widrigen äußeren Umständen, zum Beispiel feuchter Kälte, zu behüten, achten Sie darauf, Ihre Nahrung durch Yangisieren zu energetisieren (siehe »Ernährungstipps für den Yin-Typ«, Seite 21). Sorgen Sie außerdem immer für eine warme Leibesmitte, indem Sie Kleidung tragen, die den Nabelbereich wärmt.

Phantasiereise durch den Körper

Wenn Sie Ihr Bindegewebe durch Ihre Vorstellungskraft unterstützen wollen, können Sie einmal folgende Phantasiereise ausprobieren. Den Text dieser Phantasiereise können Sie sich vorlesen lassen oder selbst auf Kassette sprechen. Bitte lassen Sie nach jedem Satz eine kurze Pause entstehen. Für diese Übung benötigen Sie etwa zehn Minuten.
> Stellen Sie sich vor, wie alle Ebenen in Ihrem Körper miteinander in Verbindung stehen, wobei jedes Organ seine Aufgaben zu erfüllen hat:
> Das Nervensystem sorgt für die Ausführung von Aufträgen, die das Gehirn erarbeitet hat.
> Das Herz sorgt über die Blutgefäße dafür, dass alle Körperteile mit Nahrung (Blutzucker), Sauerstoff und vielen anderen wichtigen Stoffen (zum Beispiel Hormonen, Enzymen) versorgt werden.

Das Erdelement unterstützen

> Die Nieren filtern alle Flüssigkeiten und sorgen für die Ausscheidung von Unbrauchbarem und den gezielten Transport nützlicher Stoffe.
> Der Dünndarm sortiert die Nahrung, trennt sie in Brauchbares und Unbrauchbares. Dabei helfen ihm die Bauchspeicheldrüse und das Leber-Galle-System mit Verdauungssäften.
> Im Dickdarm wird dann noch einmal sortiert und schließlich alles Unnötige ausgeschieden. Gleichzeitig sorgt der Dickdarm für unsere Immunleistung.
> Die Lungen nehmen frischen Sauerstoff auf und geben ihn ans Blut weiter, damit er über die Blutgefäße in alle Körperorgane transportiert werden kann. Auf dem Rückweg nehmen die Lungen dann die verbrauchte, kohlendioxydhaltige Luft wieder mit, um sie beim Ausatmen in den großen Kreislauf der Pflanzenatmung freizusetzen.
> Viele weitere Organe sind an diesen komplexen Vorgängen in Ihrem Körper beteiligt, und alle stehen miteinander in Verbindung – über ein ganz besonderes Netz von Kommunikationswegen.
> Führen Sie sich jetzt vor Augen, wie überall in Ihrem Körper große und kleine Transformations- und Informationswege existieren, über die blitzschnell alles Notwendige ausgetauscht werden kann. Und nun stellen Sie sich vor, dass alle diese Wege in ein wunderschönes, gelbes

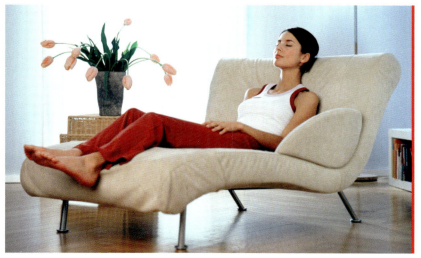

Durch eine Phantasiereise können Sie Ihr Bindegewebe mental bei seiner Arbeit unterstützen: Es verleiht Ihnen nicht nur eine schöne Haut und straffe Körperkonturen, wenn es elastisch ist, sondern ist wichtig für Ihr gesamtes Wohlbefinden.

Licht getaucht werden, die Farbe des Erdelementes. Dieses wunderschöne gelbe Licht breitet sich in Ihrem ganzen Körper aus und erreicht jeden auch noch so winzig kleinen Verbindungsweg. Überall, wo das Licht ankommt, lösen sich alle Spannungen, Stauungen oder Blockaden, und die Kommunikation über das Wegenetz wird wieder ganz leicht – genau so, wie sie sein soll.

› Um diesen Prozess deutlich zu spüren, legen Sie die Hände auf und unter den Bauchnabel. Lassen Sie die Wärme und das Licht von den Handflächen in den Bauch strömen, und spüren Sie, wie sich eine wohltuende Entspannung im ganzen Bauchraum und im gesamten Organismus ausbreitet: Alles wird jetzt warm, entspannt und hell.

› Jetzt entspannen sich auch Ihre Gefühle und schließlich Ihre Gedanken: Alles ordnet sich harmonisch. Was Sie nicht mehr brauchen, löst sich auf und verschwindet. Alles Nützliche steht Ihnen nun gut geordnet zur Verfügung. Mit diesem Bild in Ihrem Bewusstsein kommen Sie schließlich entspannt und gelöst zurück ins Hier und Jetzt.

› Nehmen Sie sich noch einen Augenblick Zeit. Achten Sie auf Ihren Atem, wie er ruhig ein- und ausfließt. Beginnen Sie langsam die Finger und Zehen zu bewegen, um Ihrem Körper zu helfen, wieder wach zu werden. Atmen Sie tief ein und aus.

› Öffnen Sie die Augen, kommen Sie mit Ihrem Bewusstsein wieder ganz in diesen Raum. Schauen Sie sich um, ganz ruhig und entspannt.

TIPP

Jin Shin Jyutsu

› Schon Babys wissen, wie man das Erdelement harmonisiert, und lutschen am Daumen. Wenn Sie Ihren Daumen mit den Fingern der anderen Hand umschließen, erzielen Sie ein ähnlich gutes Ergebnis.

› Ein weiterer Balancegriff aus dem Jin Shin Jyutsu hat mit der Skulptur des »Denkers« von Auguste Rodin Berühmtheit erlangt: Indem Sie die Fingerspitzen beider Hände auf die Wangenknochen legen, erreichen und balancieren Sie wichtige Energiepunkte des Magenmeridians, der zum Erdelement gehört. Sorgen und Grübeleien verschwinden.

Das Metallelement unterstützen: Lassen Sie los, nehmen Sie Abschied

Haut und Schleimhaut, Lunge und Dickdarm – alle organischen Entsprechungen im Metallelement stellen einen Kontakt zwischen innen und außen her. Grenzen zu setzen und zu kommunizieren sind die Aufgaben dieses Elementes. Auch Loslassen und Abschiednehmen gehören zu seinen Entsprechungen.

Kontaktübungen

Eine spannende Möglichkeit, sich selbst im Bereich der Grenzen und Übergänge zu erfahren, ist das gemeinsame Trommeln. Sicher können auch andere rhythmische Übungen wie Tanz, Gesang und gemeinsames Musizieren ähnliche Erfahrungen vermitteln, aber nichts vermittelt eine solch direkte und intensive Erfahrungen wie das Trommeln: Einen eigenen Rhythmus gegen oder mit einem anderen zu halten und gleichwertig zu kommunizieren – das ist eine Erfahrung, die Begegnung auf einer übergeordneten Ebene möglich macht.

Selbsterkenntnis gewinnen

Um mit sich selbst tiefer in Kontakt zu kommen, nehmen Sie zwei Bogen weißen Papiers und legen Sie sie etwa einen Meter voneinander entfernt auf den Boden. Blatt 1 ist Ihr eigener Platz – hier stellen Sie sich hin, um alles aus Ihrem ganz persönlichen Blickwinkel zu betrachten. Blatt 2 bietet Ihnen die Gelegenheit, sich selbst von außen bzw. aus den Augen eines anderen zu sehen. Wagen Sie also von Ihrem Platz auf dem ersten Blatt einen Schritt »aus sich heraus«, und stellen Sie sich auf Blatt 2. Versetzen Sie sich im Geiste in Ihre beste Freundin, Ihren besten Freund oder einen anderen wohlwollenden Begleiter hinein. Und nun nehmen Sie »Fühlung« auf mit Ihrem Gegenüber: mit Ihrem Selbst, das Sie in Ihrer Vorstellung auf Blatt 1 stehen sehen.

› Was für ein Mensch ist es, den Sie da sehen? Versuchen Sie, ihn zu beschreiben, zu charakterisieren.

› Was fällt Ihnen an ihm – an Ihnen selbst also – auf?
› Welchen Rat können Sie aus Ihrem jetzigen Blickwinkel diesem Menschen geben?

Nehmen Sie sich wirklich ausreichend Zeit, um alles auf sich wirken zu lassen und intensiv nach innen zu lauschen, damit Sie die unterstützenden oder auch kritischen Kommentare wirklich aufnehmen und verstehen können. Wenn Sie möchten, wechseln Sie die Positionen mehrmals. Vielleicht fallen Ihnen von Mal zu Mal mehr »Ratschläge« ein, die Sie sich selbst geben können.

Dieser Wechsel der Ebenen ist eine sehr gute Übung für die Themen des Metallelementes: Innen und Außen, Werden und Vergehen, Abschied und Neubeginn, Transformation über das Erleben verschiedener Standorte – das alles lässt uns reifen, um in einen neuen Zyklus der Fünf Elemente einzutreten.

Die Atmung stärken

Eine Stauung im Metallelement zeigt sich fast immer auch in einem disharmonischen Atemfluss. Die Symptome dieser Störung des Metallelementes können von Atemnot über chronische Bronchitis bis hin zur akuten, lebensbedrohlichen Lungenentzündung reichen (siehe Symptomliste in der hinteren Umschlagklappe dieses Buches). Jede Form der Atemtherapie und -gymnastik ist daher geeignet, Ihr Metallelement (wieder) ins Gleichgewicht zu bringen.

Atementspannung

Die natürliche Atmung zu unterstützen ist also wichtig, damit durch den Atem auch die Energien frei fließen können. Eine entspannte Atmung gehört zu den Voraussetzungen eines ausgewogenen Energiehaushalts. Zwei energetisch wirksame Akupunkturpunkte, die wir im Folgenden beschreiben, können Sie für eine Atementspannung und somit zur Harmonisierung Ihres Metallelementes nutzen:

› Auf dem Brustbein, genau zwischen den Brustwarzen, befindet sich der Punkt Nr. 17 des Konzeptionsgefäßes (KG 17). Legen Sie eine Hand auf diesen Punkt und wärmen Sie ihn so. Sie werden bemerken,

Das Metallelement unterstützen

dass sich bald eine wohltuende, entspannende Wärme in Ihrem Brustkorb ausbreitet.
> Der zweite Punkt befindet sich an der höchsten Stelle des Kopfes: Denken Sie sich eine Linie, die von der Nasenspitze über den Kopf nach hinten zur Halswirbelsäule verläuft, und eine zweite Linie quer über den Kopf von einer Ohrspitze zur anderen. Auf dem gedachten Schnittpunkt dieser beiden Linien befindet sich der Akupunkturpunkt Nr. 20 des Lenkergefäßes (LG 20). Legen Sie hier Ihre zweite Handinnenfläche auf – die andere Hand liegt nach wie vor auf dem Brustbein –, und spüren Sie, wie sich entspannende Wärme ausbreitet.

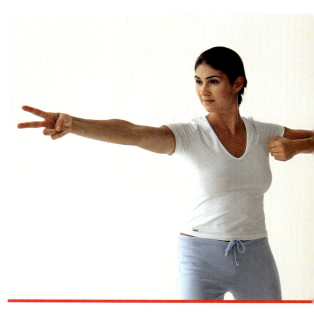

Die chinesischen Techniken des Qigong und Taiji Quan verbinden einen freien Atemfluss mit harmonischen Bewegungsmustern, die alle Bereiche des menschlichen Seins ordnen.

Erfahrene Kinderpflegerinnen in den Asthmakliniken der fünfziger Jahre wussten – vielleicht ohne die Hintergründe zu kennen – um die große Bedeutung dieser beiden Punkte, die positiv auf die Atmung wirken. Deshalb lag immer ein weiches Tuch auf der Heizung bereit, das die Pflegerinnen den Kindern bei den ersten Anzeichen einer spastischen (verkrampften) Atmung auf den Kopf oder auf das Brustbein legten. So manche Asthma-Attacke ihrer kleinen Patienten konnte damit gestoppt oder sogar verhindert werden.

Falls Sie selbst mit einem akuten Anfall von Atemnot bei sich oder bei Ihren Angehörigen konfrontiert werden, können Sie die Akupunkturpunkte KG 17 und LG 20 wie beschrieben stimulieren, nachdem Sie den Rettungsdienst gerufen haben. Wärmen Sie diese beiden Punkte nach Belieben täglich vor dem Einschlafen oder zwischendurch – Ihr Metallelement wird sich mit Entspannung und Transformationskraft bedanken.

Die Atemwege befreien

Eine Dauerverschleimung der Nase, Nasennebenhöhlenentzündungen und andere Krankheiten der oberen Atemwege, die dem Metallelement zugeordnet werden, können ebenfalls ganz einfach unterstützend behandelt oder schon im Vorfeld vermieden werden. Hier stellen wir Ihnen zwei Methoden vor, die sich in der Praxis bewährt haben und die leicht und ohne großen Aufwand anzuwenden sind:

Nasendusche

Besorgen Sie sich eine Nasendusche (in Apotheken oder Drogerien erhältlich). Geben Sie eine Prise Meersalz in lauwarmes Wasser, füllen Sie es in die Nasendusche, und lassen Sie diese Mischung nach Anleitung durch jeweils ein Nasenloch laufen, so dass sie beim anderen wieder herauskommt. Solche Spülungen – morgens und abends über einen längeren Zeitraum hinweg konsequent angewandt – stellen ein ausgezeichnetes Nasen-Schleimhaut-Training dar, das schon manches chronische Nasenproblem lösen konnte.

Akupressur

Am unteren Ende der Nasenflügel befindet sich auf beiden Seiten der Nase der Punkt Nr. 20 des Dickdarmmeridians (Di 20). Reiben Sie diese Punkte mit den kleinen Fingern und leichtem Druck kreisförmig im Uhrzeigersinn. Diese Massage darf ein wenig drücken, soll aber in jedem Fall schmerzfrei sein. Sie werden feststellen, dass die Nase nach 30 bis 60 Sekunden frei wird und Sie wieder durchatmen können. Der Effekt hält in der Regel etwa ein bis zwei Stunden an. Die Massage können Sie unbesorgt so oft wiederholen, wie Sie möchten.

Den Dickdarm unterstützen

Das zum Metallelement gehörende Hohlorgan ist der Dickdarm. Wie dem Dünndarm (siehe Seite 116) können Sie auch Ihrem Dickdarm eine wohltuende Massage zuteil werden lassen, welche die Verdauung reguliert und die gesamte Bauchregion harmonisiert. Die beiden Darmmassagen können Sie auch im Wechsel durchführen, so stärken Sie nacheinander Feuer- (Dünndarm) und Metallelement (Dickdarm).

Dickdarm-Massage

Zwischen 5 und 7 Uhr morgens ist Ihr Dickdarmmeridian mit maximaler Energie versorgt. Die folgende Massage können Sie allerdings auch zu jeder anderen Tageszeit einsetzen. Ein entspannter Dickdarm wird Sie dabei unterstützen, alles loszulassen, was Sie nicht mehr benötigen.

> Lehnen Sie sich im Sessel oder auf der Couch entspannt zurück. Machen Sie den Bauch frei, und träufeln Sie nach Wunsch ein wenig Massageöl in Ihre Handflächen.
> Beginnen Sie am Bauchnabel. Streichen Sie diesmal im Uhrzeigersinn in immer größer werdenden Kreisen über Ihren Bauch.
> Lassen Sie die Kreise langsam wieder kleiner werden.
> Lassen Sie Ihre Hände schließlich für einige Momente auf dem Bauchnabel verweilen.

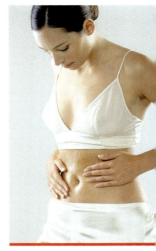

Der Darm als Ausscheidungsorgan steht mit dem Thema »Loslassen« in Verbindung. Ein entspannter Darm hilft also auch, alte Muster, Gefühle und Glaubenssätze gehen zu lassen.

Stärken Sie Ihr Immunsystem!

Unser Dickdarm erbringt etwa 80 Prozent unserer Immunleistung, die ebenfalls dem Metallelement entspricht. Dies kann er jedoch nur dann erfolgreich tun, wenn wir ihn mit der richtigen Nahrung unterstützen.

Verzicht auf Industriezucker und eine vollwertige, ballaststoffreiche Kost helfen dem Darm bei seiner Arbeit. Im Darm befinden sich unzählige Keime, die für ein ökologisches Gleichgewicht im Verdauungsapparat sorgen, was einer kraftvollen Immunleistung zugute kommt. Verschiedene Substanzen wie Antibiotika, Industriezucker (und somit alle Backwaren und Süßigkeiten, die damit hergestellt sind) sowie der regelmäßige Verzehr von Fastfood-Produkten können jedoch die natürliche Keimzusammensetzung im Dickdarm schädigen.

Die Darmkeime ins Gleichgewicht bringen

Eine typische Reaktionskette sieht oft so aus: Wegen eines akuten Infektes müssen Antibiotika genommen werden. Diese vernichten außer den störenden Keimen auch Darmkeime, die im Körper für Ordnung sorgen, und diese Dysbiose (Ungleichgewicht in der Keimzusammensetzung im Dickdarm) zeigt sich unter anderem in heftigen, schmerzhaften Blähungen, in wiederkehrenden Stuhlunregelmäßigkeiten (Verstopfung und/oder Durchfall) und in einer erhöhten Infektanfälligkeit. Weitere Antibiotikagaben verschärfen die Situation. Der akute Infekt ist beseitigt, aber der Mensch fühlt sich weiterhin krank oder zumindest geschwächt. Sollten Sie solche oder ähnliche Symptome bei sich beobachten, suchen Sie bitte einen Arzt auf. Eine so genannte Symbioselenkung (medikamentöse »Fütterung« der gesunden Keime) kann hier Abhilfe schaffen. Zusätzlich helfen Mittel, die das Immunsystem stimulieren, wie Präparate aus Echinacea (Sonnenhut) oder Eleutherococcus (Taigawurzel). Bitte wenden Sie sich für eine Verordnung der genannten Heilpflanzen an Ihren Arzt oder TCM-Berater. Für Patientinnen und Patienten mit Autoimmunerkrankungen sind diese Heilpflanzen nicht geeignet.

Abschied und Neubeginn

Das Metallelement steht auch für Loslassen, Abschied und Neubeginn. Das Ziel der folgenden Übung ist es, ein harmonischeres, positiveres Verhältnis zu den für viele Menschen schwierigen Gefühlen Abschied, Loslassen, Trauer und Neubeginn zu entwickeln. Sie hilft Ihnen dabei, Altes, Überkommenes gehen zu lassen und sich dem Neuen zu öffnen. Sprechen Sie sich den Text der folgenden Visualisierungsübung selbst auf Kassette, oder lassen Sie sich ihn von einer vertrauten Person vorlesen. Lassen Sie nach jedem Satz eine kleine Pause entstehen.

Übung zum Abschiednehmen

› Suchen Sie sich ein gemütliches Plätzchen, wo Sie sich bequem hinsetzen oder -legen können. Atmen Sie tief ein und aus, und stellen Sie sich vor, wie alle Hektik und Anspannung aus Ihnen hinausfließt.
› Ihr Körper entspannt sich und wird ruhig. Erinnern Sie sich daran, dass Sie getragen sind im großen Netz der ewigen Verbindungen. Alles, was Sie loslassen, bleibt in diesem Netz erhalten, und wann immer Sie es brauchen, steht es Ihnen zur Verfügung. Entdecken Sie das tiefe Vertrauen in sich, dass alles, was Sie benötigen, vorhanden ist. So können Sie entspannt loslassen, um Platz für Neues zu schaffen.

Das Metallelement unterstützen

> Gibt es etwas in Ihrem Leben, das Sie schon lange loslassen möchten? Dies können Gedanken sein, Gewohnheiten, eine Bindung, die sich wandeln muss, Gegenstände, ein Lebensabschnitt … Nehmen Sie sich ausreichend Zeit, um festzustellen, was genau das ist, wovon Sie sich trennen möchten.
> Stellen Sie sich nun vor, dass Sie am Ufer eines friedlich dahinfließenden Stromes stehen. Zu Ihren Füßen ist ein Boot festgemacht. Alles, was Sie loslassen möchten, legen Sie nun in dieses Boot. Dabei spüren Sie Dankbarkeit darüber, dass all dies Ihr Leben eine Zeit lang begleitet hat und dass Sie davon lernen und profitieren durften.
> Nun jedoch ist es Zeit, Abschied zu nehmen. Sanft lösen Sie die Bootsleine, geben dem Boot und seinem Inhalt Ihre besten Wünsche mit auf den Weg und lassen es in die Fluten gleiten. Vom Ufer aus beobachten Sie, wie das Boot sich immer weiter entfernt und langsam Ihren Blicken entschwindet.
> In dem Bewusstsein, dass alles, was Sie losgelassen haben, seinen eigenen, guten Weg nehmen wird, atmen Sie tief durch und genießen das Gefühl neu gewonnener Freiheit und Leichtigkeit. Mit diesem angenehmen Gefühl im Herzen kommen Sie zurück ins Hier und Jetzt.

Möglicherweise entdecken Sie während der Übung, dass Sie Ihr Boot gar nicht wirklich fahren lassen möchten. Wenn das der Fall ist, erlauben Sie sich bitte das ganz bewusste Festhalten und genießen es, solange Sie möchten. Wiederholen Sie die Übung, sooft Sie möchten. Nach einiger Zeit wird vielleicht trotzdem der Wunsch nach Freiheit, nach Abschied auftauchen – und dies ist dann der richtige Moment, um Ihr Boot loszulassen. Denn dann sind Sie wirklich bereit, etwas aus Ihrem Leben zu entlassen, das jetzt keinen Platz mehr darin hat.

Wärme und Feuchtigkeit

Der Herbst mit seiner Trockenheit und Kühle ist die klimatische Entsprechung des Metallelementes. Pflegen Sie Ihren Lungen-Funktionskreis dementsprechend mit viel Wärme und ausreichend Feuchtigkeit. Wärmen Sie sich gerade in den Herbstmonaten, wenn es schon empfindlich kühl werden kann, man aber gelegentlich noch dem Sommer nachtrauert und sich dann oftmals zu luftig kleidet. Viele Krankheiten können schon verhindert werden, indem Sie sich warm genug anziehen. Trockene Haut – eine Entsprechung des Metallelementes – freut sich vor allem in der kalten Jahreszeit über ein pflegendes Massageöl oder eine Körperlotion nach dem Duschen oder Baden. Ausreichendes Trinken und die äußere Befeuchtung von Haut und Schleimhaut (zum Beispiel mit Aloe-Vera-Gel) unterstützen den Ausgleich im Metallelement. Babys wie auch sehr alte Menschen haben eine Gemeinsamkeit: Ihr Lebensabschnitt entspricht dem Metallelement, dem Übergang von einer Welt in die andere. Entsprechend sind sie vermehrt in der Gefahr einer unbemerkten Austrocknung. Sie benötigen besondere Fürsorge, um dies zu verhindern. Manche Krankheiten, besonders älterer Menschen, wie Stoffwechselstörungen, Kreislaufprobleme, Schmerzzustände, Verwirrung, können allein durch ausreichend Flüssigkeit gebessert werden.

> **TIPP**
>
> ## *Jin Shin Jyutsu*
>
> › Vielleicht ist Ihnen bei manchen Buddha-Statuen schon eine besondere Handhaltung des Erleuchteten aufgefallen: Der Daumen berührt den Nagel des Ringfingers und schließt damit einen Fingerkreis. Machen Sie es einfach nach; denn dieser Griff stabilisiert Ihr Metallelement. Dass gerade Buddha mit dieser Handhaltung dargestellt wird, zeigt seinen Bezug zur großen Transformation, zur Erleuchtung, die ein Aspekt des Metallelementes ist.
> › Das Halten des Ringfingers stabilisiert ebenfalls das Metallelement. Dabei umschließen die Finger der einen Hand ohne Druck den Ringfinger der anderen. Links oder rechts ausgeführt, hilft die Übung gleichermaßen.
> › Wenn Sie mit den Fingerspitzen die leichten Vertiefungen unterhalb der Schlüsselbeinmitte berühren, stimulieren Sie einen Akupunkturpunkt des Nierenmeridians. Es lohnt sich, täglich 10 bis 15 Minuten für diese angenehme Übung zu reservieren – das kann beim Fernsehen sein oder gemütlich im Bett. Durch diese Haltung findet Ihr Metallelement mühelos sein harmonisches Gleichgewicht.

Das Wasserelement unterstützen: Entwickeln Sie die Kraft der Vision

Geborgenheit, Zuversicht, Halt und Sicherheit, in sich ruhen im Vertrauen darauf, dass das Leben für uns sorgt. Dies sind die positiven Qualitäten eines ausgeglichenen und vitalen Wasserelementes. Aus ihm entspringt die Kraft der Vision – der zuversichtliche und inspirierte Blick in die Zukunft.

Die Knochen stärken

Die Knochen gehören zum Wasserelement. Knochen und Skelett, Struktur und Form sind die Bausteine des Lebens auf der substanziellen, yinhaften Seite. So wie die Energie zum Yang gehört, bildet alle Materie den Aspekt des Yin. Knochen als härtester Teil körperlicher Materie entspricht dem größten Dichtegrad des Yin.

Bindegewebe, Muskeln und Knochen kräftigen

Aus Sicht der Fünf-Elemente-Lehre kontrolliert die Erde das Wasser. Analog bedeutet dies, dass das Bindegewebe die Knochen kontrolliert: Die Sehnen und Bänder verbinden Knochen und Muskeln miteinander. Ein angespannter Muskel kann zur Sehnenverkürzung führen und den Knochen damit »unter Spannung« setzen.
Eine der wirksamsten Techniken, um Knochen und Bindegewebe in Harmonie zu bringen, ist das nach ihrer Begründerin Ida Rolf benannte »Rolfing«. Viele Beschwerden des Bewegungsapparates lassen sich durch eine Rolfing-Behandlung ganzheitlich lindern oder gar heilen (siehe dazu »Bücher, die weiterhelfen«, Seite 182).

Schützen Sie Ihre Nieren!

Nieren und Blase sind die dem Wasserelement zugeordneten Körperorgane. Das Erb-Qi, unsere kostbare, begrenzte Lebenskraft, ist in den Nieren gespeichert. Die Nierenenergie stellt also die Basis unseres Lebens dar, und es gilt, sie gut zu pflegen. Jeder Speiseplan sollte genügend Yin- und Yang-stärkende Anteile aus dem Wasserelement enthalten. Yin und Yang bedingen sich gegenseitig, und eine harmonische Nierenenergie benötigt daher unbedingt reichlich Nahrung, die beide polare Kräfte gleichermaßen berücksichtigt.

Die Nieren »wärmen«

Die Nieren warm zu halten ist eine Empfehlung, die wohl fast jedes Kind von seiner Mutter oder Großmutter zu hören bekommt. Das zeigt, dass auch in unserem Kulturkreis die Nieren als grundlegende Kraftquelle verstanden werden.

Kälte ist die Klimaqualität des Wasserelementes, und der Winter die entsprechende Jahreszeit. Doch unser Harnwegssystem leidet unter jedweder Kälte, wenn wir es nicht gezielt schützen. Mädchen und Frauen erkranken bei Unterkühlung besonders rasch an einer Blasenentzündung – vermutlich wegen der, im Vergleich zur männlichen, kürzeren Harnröhre. Der Rat, die Nieren warm zu halten, ist also durchaus sinnvoll und kann viele Erkrankungen verhindern helfen.

Ein warmer Pullover oder eine kuschelige Weste, ein Woll-Hemdchen, vielleicht sogar ein Angora-Unterhemd und lange Unterhosen im Winter, ein Seidenschal unter dem Hemd gegen Zugluft und – besonders wichtig! – warme Socken (der Nierenmeridian entspringt an der Fußsohle) unterstützen die Nieren und bringen unser Wasserelement ins Gleichgewicht.

Weiche, selbst gestrickte Socken und Bettschuhe finden heute wieder den ihnen gebührenden Respekt: Auf diese Erhalter der Lebenskraft, des Nieren-Qi, sollten Sie nicht verzichten.

Moxabehandlungen

Moxibustion, eine Wärmebehandlung aus der TCM, kann die Nieren mit neuer Kraft versorgen. Moxa erwärmt und energetisiert die menschlichen Energieleitbahnen (= Akupunkturmeridiane). Aus traditionell chinesischer Sicht stärkt dies das Qi. Erschöpfte und sehr angespannte Menschen macht diese Therapie angenehm müde. Die Übrigen erleben einen Aktivitätsschub.

Sie können Moxabehandlungen leicht selbst durchführen. Besorgen Sie sich dafür eine Moxazigarre (aus Artemisia, Beifuß) aus der Apotheke.

Das Wasserelement unterstützen

› Zünden Sie die Moxazigarre an, und erwärmen Sie aus einem Abstand von etwa 2 cm den Punkt genau in der Mitte Ihrer rechten Fußsohle für circa 5 Minuten.
› Behandeln Sie dann auf die gleiche Weise die Mitte Ihrer linken Fußsohle.

Sicherheitshalber sollten Sie die erste Moxabehandlung am Vormittag durchführen. Werden Sie daraufhin aktiv, so bleiben Sie bei dieser Zeit. Werden Sie dagegen schläfrig, verlegen Sie die Behandlung lieber auf den Abend, damit Sie anschließend die Nachtruhe genießen können. Vorsicht: Menschen, die sehr erschöpft sind und gleichzeitig Hitzezeichen aufweisen (Herzklopfen, heißer Schweiß, nächtliche Unruhe, Hektik, Mundtrockenheit), müssen auf Moxabehandlungen verzichten. Bitte wenden Sie sich an einen erfahrenen TCM-Therapeuten, wenn Sie sich über Ihre Situation nicht ganz im Klaren sind.

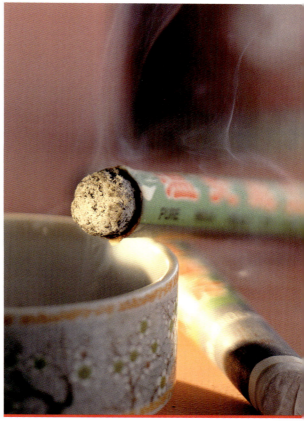

Der japanische Begriff Moxa bedeutet wörtlich »brennendes Heilkraut«. Bei der Moxabehandlung wird dem Körper Wärme zugeführt, vor allem um Kälte und Feuchtigkeit zu vertreiben und damit einen Qi-Stau aufzulösen.

Die Ohren schonen

Unter den Sinnesorganen ist das Ohr dem Wasserelement zugeordnet. Durch die enorme Betonung visueller Reize in den letzten Jahrzehnten erleben Untersuchungen zufolge nur noch etwa 15 Prozent der Menschen die akustischen Sinneseindrücke als dominant. Noch vor 100 Jahren hatten wir auch in Mitteleuropa eine »hörende und erzählende« Kultur, denn nicht alle Menschen konnten lesen und schreiben. Man erzählte sich Geschichten, und die Jüngeren lauschten den Älteren. Entwicklungsgeschichtlich sind wir danach entsprechend dem Zyklus vom Wasserelement (Ohr) zum Holzelement (Auge) gewandert.

Stille und Musik zur Entspannung

Nehmen Sie sich ab und zu Zeit für eine »Ohrenpflegestunde«:
> Setzen Sie sich entspannt hin, schließen Sie die Augen und lauschen Sie einfach allen Geräuschen, die Ihr Gehör aufnimmt. Sie werden überrascht sein, was es alles zu entdecken gibt und was Sie normalerweise »überhören«!
> Außerdem dürfen Sie Ihren Ohren ab und zu Entspannung mit klassischer Musik gönnen – insbesondere Musik aus dem Barock. Denn diese Art von Musik entspricht unserem Herzrhythmus. Entsprechend dem Kontrollzyklus der Fünf Elemente können wir durch ein entspanntes Ohr die Freude des Herzens stimulieren.

Weitere Anregungen, Übungen und Reflexionen zum Thema Hören finden Sie sorgfältig recherchiert in den Veröffentlichungen des Musikjournalisten Joachim-Ernst Behrendt und der Musik- und Klangtherapeutin Dr. Annette Cramer (»Bücher, die weiterhelfen«, Seite 182).

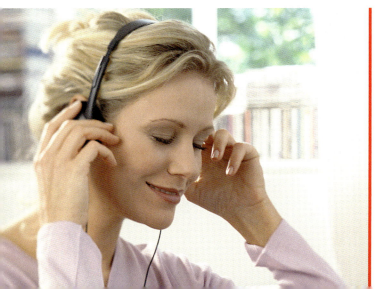

Wie dem Herzen liegt auch der Musik ein eigener Takt zugrunde; und mit dem Rhythmus der Musik kann man auch den inneren Rhythmus stimulieren.

Visionen spenden Kraft

Forschungsprojekte des amerikanischen Psychologen Robert Dilts (mehr zu Dilts ab Seite 146) haben gezeigt, dass allein die Vision eines glücklichen, gesunden Lebensweges und eines ebensolchen Lebensabends große Kraft spendet und die Erfüllung dieses Wunsches spürbar unterstützt. Glückliche Menschen in hohem Lebensalter haben diesen Untersuchungen zufolge einige Gemeinsamkeiten:

› Sie pflegen eine positive Vorstellung ihres eigenen Alters, sie sind zuversichtlich.
› Sie gehen einer – und sei es nur einer kleinen – regelmäßigen Aufgabe nach und fühlen sich dadurch nützlich.
› Sie singen täglich. Musik vertreibt die Angst und stärkt somit die Nieren; Singen gehört zum Erdelement und »erdet« buchstäblich.
› Sie genießen regelmäßig Erotik und Sexualität.

In der folgenden, das Wasserelement stärkenden Visualisierungsübung können Sie sich ein solchermaßen erfülltes Alter(n) ausmalen. Sie werden sehen, wie Ihnen das Kraft und Motivation verleiht.
Sprechen Sie den Text auf Kassette oder lassen Sie ihn sich vorlesen; machen Sie eine kurze Pause nach jedem Satz.

In eine glückliche Zukunft schauen

› Suchen Sie sich ein gemütliches Plätzchen, an dem Sie sich gut entspannen können und für die nächsten 20 Minuten ungestört sind (eventuell Türklingel und Telefon abstellen).
› Atmen Sie tief ein und aus, und lassen Sie mit dem Ausatmen alle Spannungen aus Ihrem Körper fließen.
› Stellen Sie sich nun vor Ihrem geistigen Auge Ihren Lebensweg vor, wie er sich wie ein Band vor Ihnen ausbreitet. Wenden Sie Ihren Blick für einen Moment zurück in die Vergangenheit, und lassen Sie ihn dann weit in die Zukunft schweifen.
› In Ihrer Vorstellung besteigen Sie einen kleinen Ballon und schweben hoch hinauf in den Himmel, um Ihren Lebensweg aus diesem Abstand zu betrachten. Sie können einen kleinen Ausflug in die Vergangenheit oder in die Zukunft unternehmen.

LEBEN IM GLEICHGEWICHT

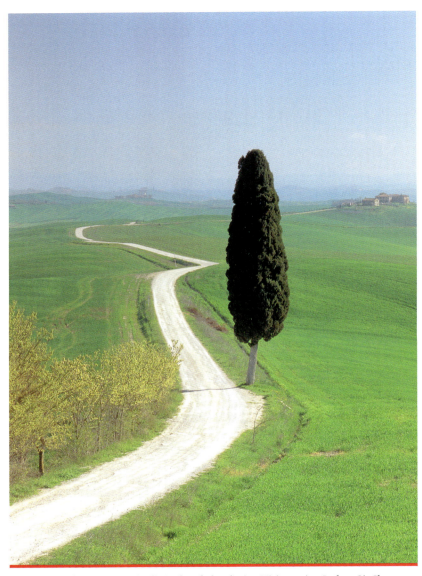

Stärken Sie Ihr Vertrauen in die Zukunft durch eine Visionsreise. Indem Sie Ihren Lebensweg von oben betrachten, entwickeln Sie eine angenehme Distanz – und können Ihre Zukunft positiv und kreativ beeinflussen.

Das Wasserelement unterstützen

> Nehmen Sie alles auf, was es zu entdecken gibt, und genießen Sie die angenehme Distanz von Ihrem hohen Beobachtungspunkt aus.
> Um noch mehr Sicherheit und Vertrauen zu entwickeln, tauchen Sie nun Ihre gesamte Lebenslinie in ein farbiges Licht, das Ihnen angenehm ist. Ihr Unterbewusstes wird Ihnen die Farbe zeigen, die für Sie Heilung und Kraftgewinn bedeutet. Stellen Sie sich vor, dass dieses leuchtende, wunderschön farbige Licht wie aus einer großen Himmelsdusche herabkommt und Ihren gesamten Lebensweg badet, reinigt, heilt und stärkt.
> Von Ihrem Beobachtungsplatz aus lassen Sie den Blick nun noch einmal weit in die Zukunft schweifen. Womöglich entdecken Sie weit hinten sich selbst im hohen Lebensalter, im Kreise Ihrer Lieben, körperlich, seelisch und mental in Harmonie; mit einigen Aufgaben, deren Bewältigung Sie erfüllt, und mit dem glücklichen Gefühl, ein lohnendes Leben geführt zu haben und immer noch zu führen.
> Vielleicht schenkt Ihnen Ihr Unbewusstes auch noch einen kleinen Hinweis, was Sie sofort in der Gegenwart beachten sollten, damit sich diese schöne Zukunft entfalten kann. Genießen Sie noch einmal die Kraft, die aus diesem in Licht getauchten Lebensweg zu Ihnen strömt.
> Nehmen Sie sich zum Abschluss einen Augenblick Zeit, und achten Sie auf Ihren Atem, wie er ruhig ein und aus fließt.
> Bewegen Sie nun langsam die Finger und Zehen, um Ihrem Körper zu helfen, wach zu werden. Atmen Sie tief ein, öffnen Sie die Augen, und kommen Sie mit Ihrem Bewusstsein wieder ganz ins Hier und Jetzt, indem Sie sich im Raum umschauen.

Vielleicht erkennen Sie bei dieser Übung einige dunkle oder auch verwirrende Punkte auf Ihrem Lebensweg. Es lohnt sich, die Übung ab und an zu wiederholen und dabei Ihren ganzen Weg im Geiste in Licht zu baden. Nach und nach werden alle Lebensabschnitte in hellerem Licht erscheinen.

Vision als Therapie

Die Visionsarbeit am eigenen Lebensweg wurde als so genannte »Time-Line-Therapie« von Tad James weiterentwickelt (siehe auch »Bücher, die weiterhelfen«, Seite 182). Diese sehr kreative Therapieform kann manchmal innerhalb kurzer Zeit erstaunliche Veränderungen des Lebensweges und die Erfüllung unserer Wünsche bewirken. Wenn Sie das Bedürfnis verspüren, etwas Entsprechendes für sich zu tun, können Sie einen geschulten Therapeuten für Ihre »Wegbegleitung« aufsuchen.

Lebensangst und Furcht als Zeichen eines Ungleichgewichtes im Wasserelement können sich durch die Visionen auflösen, wodurch das Vertrauen in eine glückliche Zukunft wächst.

Wärmende Vision

Und noch eine Visualisierungsübung, mit der Sie Ihre Nieren wärmen und gleichzeitig das Wasserelement und dadurch Ihr Qi stärken können:
> Stellen Sie sich vor, wie Ihre Nieren geschützt rechts und links gut eingebettet in Ihrem unteren Rücken liegen.
> Legen Sie die Handflächen genau dorthin auf Ihren Rücken, und sehen Sie dabei vor Ihrem geistigen Auge, wie die Wärme Ihrer Hände in einem heißen Strom ins verborgene Dunkel (Wasserelement) der Nierenregion fließt.
> Ihre Nieren saugen diese Kraft tief in sich ein, füllen sich mit Wärme und füttern ganz entspannt Ihren Organismus mit Lebenskraft.

TIPP

Jin Shin Jyutsu

> Um Ängste zu mildern, Vertrauen zu stärken und Ihr Wasserelement ins Gleichgewicht zu bringen, halten Sie Ihre Zeigefinger wie bei allen Griffen aus dem Jin Shin Jyutsu täglich öfters für einige Minuten. Dabei umschließen Sie jeweils mit den Fingern der einen Hand ohne Druck den Zeigefinger der anderen Hand.

> Ein weiterer, wunderbar beruhigender Griff geht wie folgt: Legen Sie eine Hand in den Nacken, die andere auf die Stirn. Entspannen Sie sich, und genießen Sie täglich ein paar Minuten ganz für sich!

Pflegen Sie Ihr »Lebenshaus«

Mit Ihrem Fünf-Elemente-Speiseplan sowie den in diesem Kapitel vorgestellten Übungen und Therapiemethoden können Sie den harmonischen Fluss Ihrer Lebensenergie unterstützen und pflegen, so dass Ihr »Lebenshaus« ein gutes Fundament erhält.

Der Energie-Zyklus

Menschen der asiatischen Kulturen erfahren Trost und Geborgenheit in der Hingabe an diesen Energie-Zyklus. Der Lebensrhythmus selbst schenkt ihnen Vertrauen. Wenn es mit einer Sache oder einer Unternehmung diesmal nicht geklappt hat – macht nichts. Der nächste Lebensabschnitt kommt bestimmt! Wenn ich eine Gelegenheit verpasst habe, warte ich einfach entspannt auf die nächste.

Den Zyklus betrachten

Nachdem Sie nun alle Fünf Elemente nacheinander betrachtet haben und dabei entdecken konnten, welche Übungen oder Behandlungsmethoden Ihr jeweiliges Element in seiner Energie unterstützen, nehmen Sie sich bitte noch einmal einige Augenblicke Zeit, um den gesamten Zyklus der Fünf Elemente in Ihrem Körper in Ruhe zu betrachten.

›   Spüren Sie, wie die Energie aus den Nieren in die Leber fließt und von dort aus das Herz versorgt.
›   Fühlen Sie, wie die Energie dann über die Milz und die Bauchspeicheldrüse den Bauchraum stärkt und sich in den Lungen ausbreitet, um den Kontakt zwischen innen und außen zu stützen, und wie dieselbe Energie schließlich erneuert und erfrischt zu den Nieren zurückkehrt, um dort einen neuen Zyklus zu beginnen.
›   Lassen Sie die Energie im Uhrzeigersinn kreisen, und freuen Sie sich an diesem harmonischen, ununterbrochenen Fluss.
›   Während Sie sich entspannen und immer ruhiger werden, beobachten Sie das Leben, wie es sich selbstständig entfaltet.

Fünf-Elemente-Küche im Alltag

Sie wollen ein paar Kilo weniger auf die Waage bringen? Sie möchten sich auch im Alltagsstress, auf Reisen oder in der Rekonvaleszenz gemäß der Fünf Elemente ernähren? Sie fragen sich, wie Sie Ihre Kinder auf den (gesunden) Geschmack bringen können? Praktische Anregungen und weitere leckere Rezepte für alle Lebenslagen finden Sie in diesem Kapitel.

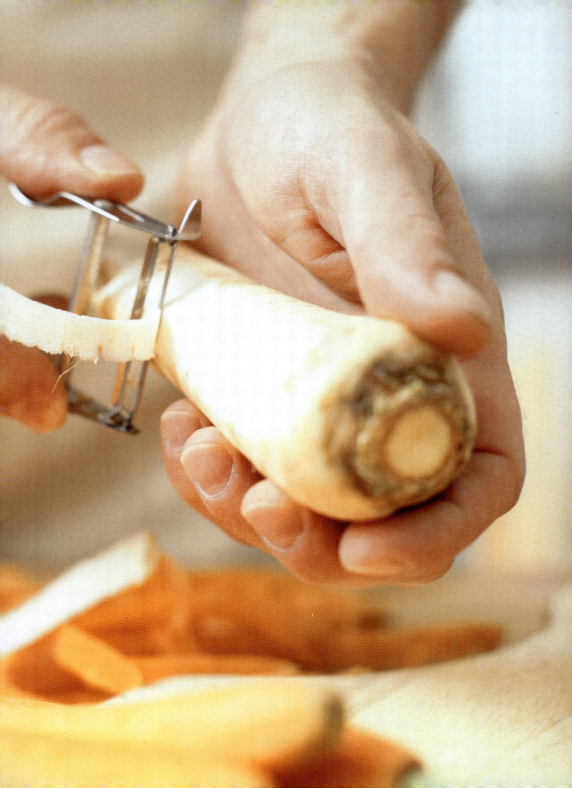

Lustvoll Gewicht verlieren

Gewicht loszulassen ist nach dem Fünf-Elemente-Modell keine Frage des Kalorienzählens, sondern hat mit innerer Harmonie zu tun, die es wieder ins Gleichgewicht zu bringen gilt. Dazu kann es auch nützlich sein, alte Glaubenssätze zu überprüfen und sich neue Ziele zu stecken.

Es geht um Ihre Identität!

Zu Beginn wünschen Sie sich vielleicht nur einen schlankeren Körper. Aber wenn Sie dann langsam abnehmen, endlich wieder in die alte (und in die neue) Kleidung passen, bemerken Sie, dass sich auch noch manches andere »bewegt«: Das andere Geschlecht betrachtet Sie mit einem Mal aufmerksamer – das ist aufregend und verwirrend zugleich. Sie werden darauf angesprochen, wie Sie das denn geschafft haben … Verunsichernde Kommentare, denn natürlich fragen Sie sich: Wie hat man mich denn vorher wahrgenommen? Darüber hinaus müssen Sie sich die unerfreulichen Bemerkungen geübter Pessimisten anhören, wie: »Das habe ich auch schon öfter probiert. Du wirst sehen, der Erfolg hält nicht lange an. Bald bist du wieder die/der Alte …« Wie bitte? Aber gerade das wollen Sie doch werden: die/der Alte, so wie Sie früher waren, samt schlankem Körper, fit, vital usw.

Wer wollen Sie (wieder) sein?

Fragen Sie sich ruhig einmal: Welche Ihrer Identitäten wäre denn nun wirklich ein lohnendes Ziel? Zu welchem Preis wollen Sie sie entwickeln? Wie wollen Sie auf andere wirken? Und welche körperliche Erscheinung brächte Ihnen das größte Wohlbefinden? Transformation, Wandlung, Abschied und Neubeginn … Es geht um mehr als ein paar Kilo hin oder her – es geht um Ihre Identität.
Also: Wer wollen Sie sein? Wie gefallen Sie sich selbst wirklich? Wenn Sie das herausgefunden haben und danach leben (und eventuell auch ein paar Kilo abgenommen haben), werden Sie ganz sicher sehen: Sie gefallen auch Ihren Mitmenschen besser!

Die Diätenfalle

Es ist eine deprimierende, aber leider immer wieder bestätigte Tatsache: Die meisten Versuche, Gewicht zu verlieren, enden auf Dauer unbefriedigend. Wie oft haben Sie schon – auf die eine oder andere Art, mit unterschiedlichen Diäten – versucht abzuspecken und sind gescheitert? Womöglich brachten Sie ein paar Wochen danach sogar mehr auf die Waage als vor der Diät. Dann beriefen Sie sich vielleicht auf fadenscheinige Erklärungen wie »Ich bin einfach erblich benachteiligt. Bei meiner Mutter ist es das Gleiche: Sie nimmt schon zu, wenn sie das Essen nur ansieht ...« oder »Mein Stoffwechsel ist einfach nicht in Ordnung ...«.

Gibt es einen Ausweg?

Es gibt tausend Hypothesen zum Thema Leibesfülle und wenige wirkliche Erfolge für die, die sich eine geringere wünschen. Der Jo-Jo-Effekt von Diäten erklärt zwar endlich wissenschaftlich, warum man nach der Abnehmkur gleich wieder zunimmt – oft mehr als man vorher abgenommen hat –, aber deprimiert sind wir dennoch. Gibt es hier denn gar keinen Ausweg? Tatsächlich gibt es einen Weg, lustvoll und dauerhaft die Pfunde purzeln zu lassen, und die Fünf Elemente helfen uns dabei. Doch zunächst, bevor Sie Gewicht verlieren können, ist es sinnvoll, eine Bestandsaufnahme zu machen. Denn für eine Veränderung müssen Sie wirklich bereit sein – in diesem Fall für eine Gewichtsabnahme und somit für eine neue Identität. Das Pyramiden-Modell kann helfen, Hindernisse auf dem Weg beiseite zu schaffen.

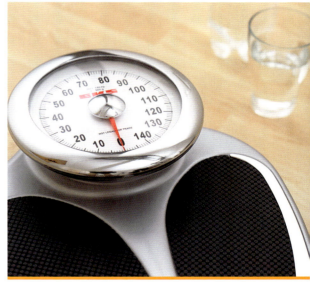

In den meisten Situationen des Lebens sind Gewinne attraktiv. Wer möchte schon verlieren? Aber beim Körpergewicht ist das anders.

FÜNF-ELEMENTE-KÜCHE IM ALLTAG

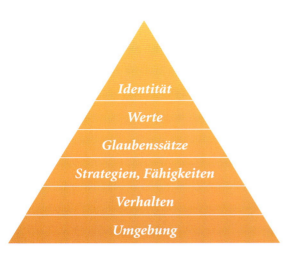

Die Dilts-Pyramide

Der amerikanische Psychologe Robert Dilts beschäftigte sich lange Zeit mit den verschiedenen Einflüssen auf das menschliche Verhalten und mit der Möglichkeit, es zu verändern. Er beschrieb Veränderungsprozesse anhand der nach ihm benannten Pyramide, die wie folgt aufgebaut ist:

Jede der Ebenen in dieser Pyramide hat eine Bedeutung für unser Verhalten. Die Ebenen sind hierarchisch organisiert, und jede beeinflusst die jeweils unter ihr liegenden. Wie sieht diese Pyramide nun zum Thema Gewichtsreduktion aus? Fangen wir zur Beantwortung dieser Frage bei der »Basis« an.

Umgebung

Attraktivität ist immer von der Umgebung, dem gesellschaftlichen Standard abhängig. Ein Fotomodell muss im medizinischen Sinne extrem untergewichtig sein, um im Beruf Erfolg zu haben; auf dem Land sind etwas fülligere Menschen weniger auffällig als in der Stadt; im Orient gelten schwer übergewichtige Menschen als wohlhabend und damit als attraktiv. Man könnte also, um mit seiner Leibesfülle als attraktiv zu gelten, den Kulturkreis wechseln – Abnehmen wäre dann ganz einfach überflüssig.

Verhalten

Essen ist eine Gewohnheitssache. Als Kinder imitieren wir unsere Eltern, und wir folgen (mehr oder weniger zähneknirschend) ihren Anweisungen: »Wenn du deinen Teller nicht leer gegessen hast, darfst du nicht spielen gehen« – manch ein Übergewichtiger isst in der Folge Zeit seines Lebens brav alles auf, egal, ob sein Körper Hunger signalisiert oder nicht.

Das Essverhalten ist tief verwurzelt: »Mein Vater hat schon immer viel Fleisch gegessen; ich bin jetzt ein Mann – da mach' ich's genauso ...«

Strategien und Fähigkeiten

Die komplexen Verhaltensmuster reichen schon in die nächste Ebene der Dilts-Pyramide hinauf: die der Strategien und Fähigkeiten. Durch das Lernen an Modellen und Mustern bilden wir unsere Verhaltensweisen aus. Besondere Fähigkeiten helfen uns auf diesem Weg. Sind wir erfolgreich, so speichern wir die Strategie ab, die zum Erfolg verhalf und die eine komplexe Kette von Verhaltensweisen nach sich zieht. Was haben wir über nützliche Strategien am Esstisch gelernt? Nützlich ist alles,

› was Strafe vermeidet
› was den Genuss erhöht
› was den Platz in der sozialen Rangfolge klar herausstellt (»Papa bekommt zuerst serviert – ich will werden wie er!«)
› was hilft, Aufmerksamkeit zu bekommen (»Wenn ich nicht esse, ist Mama besorgt um mich; das tut gut.«)

Wenn Sie mögen, bitten Sie doch einmal einen vertrauten Menschen, der öfter mit Ihnen isst, Ihnen seine Wahrnehmung Ihres Essverhaltens zu schildern: Wie essen Sie, was fällt dabei auf? Und nehmen Sie sich Zeit für einen kleinen gedanklichen Spaziergang: Wo, wie und unter welchen Bedingungen aßen Sie als Kind, als Jugendlicher, als junger Erwachsener? Wie viel Zeit hatten Sie dafür? Durften Sie Ihr Essen mitbestimmen? Fragen dieser Art können Ihnen zeigen, mit welchen – vielleicht bisher unbewussten – Strategien Sie Ihre Nahrung aufnehmen.

Glaubenssätze

› »In unserer Familie waren alle übergewichtig, also ist es wohl erblich bedingt.«
› »Mein Stoffwechsel ist zu träge.«
› »Wenn man schlank ist, wird man zu oft angebaggert.«
› »Bei mir schlägt alles an, sogar Wasser!«
› »Wenn ich abnehme, verliere ich mein Schutzpolster gegen die raue Umwelt.«

Solche Einstellungen nennt Robert Dilts »Glaubenssätze«. Mehrere zusammengehörende Glaubenssätze bilden sogar ein ganzes »Glaubenssystem«. Glaubenssätze sind so wirksam, dass sie unser Verhalten steuern. Und sie gewinnen immer! Mit dem Glaubenssatz »Ich kann nicht normalgewichtig sein« ist zum Beispiel jeder Versuch einer Gewichtsreduktion zum Scheitern verurteilt.

Woher kommen die Glaubenssätze?

Kennen Sie Ihre Glaubenssätze zum Thema Gewicht und Essen? Forschen Sie danach und betrachten Sie sie kritisch!

Glaubenssätze entstehen früh in unserem Leben. Weil wir als Kinder die Aussagen der Erwachsenen zunächst ungeprüft aufsaugen (man denke nur an den Weihnachtsmann und den Osterhasen), besitzen wir bald ein ganzes Inventar von mehr oder weniger nützlichen Einstellungen, die unser Verhalten beeinflussen. Zudem haben Glaubenssätze die Tendenz, sich selbst zu bewahrheiten. Anders ausgedrückt: Wir beweisen uns die Richtigkeit unserer inneren Überzeugungen durch unser Verhalten. Ein Beispiel: Ein Junge hat den Glaubenssatz »Ich bin unattraktiv. Kein Mädchen interessiert sich für mich«. Mit dieser Grundeinstellung wird er jedoch die Blicke der Mädchen in der Regel gar nicht bemerken. Irgendwann wird es für diese natürlich uninteressant, und sie schauen tatsächlich nicht mehr zu ihm hin.

Was kann man gegen schädliche Glaubenssätze tun?

Erst wenn wir erwachsen werden, können wir diese Sammlung von Glaubenssätzen bewusst »ausmisten«. Die Schwierigkeit dabei ist, erst einmal herauszufinden, welche Glaubenssätze wir überhaupt in uns tragen. Sie erscheinen uns aufgrund ihrer frühen Entstehung so selbstverständlich, dass wir meist gar nicht auf die Idee kommen, sie anhand der Wirklichkeit zu überprüfen. Mit therapeutischen Hilfsmitteln wie Kinesiologie oder Neurolinguistischem Programmieren (NLP) können Sie Glaubenssätze entdecken. Und kennen Sie sie erst einmal, können Sie entscheiden, ob Sie weiter mit ihnen leben wollen oder nicht. Es gibt schließlich auch nützliche Glaubenssätze wie: »Ich habe immer Glück«, »Lernen fällt mir leicht« oder »Ich halte mühelos mein Optimalgewicht.« Lauschen Sie in einer ruhigen Minute nach innen: Welche Grundsätze in Bezug auf das Essen halten Sie für unumstößlich? Wie klingt es, wenn Sie zu diesen Grundsätzen neue, andere (Zusatz-)Formulierungen finden?

»In unserer Familie leiden viele an Übergewicht … Ich freue mich, die Ausnahme von der Regel zu sein.«; »Ich genieße mein Essen … und halte dabei mein Gewicht.« Solche unterstützenden Glaubenssätze helfen Ihnen, den Weg zum Traumgewicht zu ebnen.

Werte

Auch die nächste Ebene der Pyramide ist fest in uns verwurzelt: Werte bedeuten uns viel, für unsere Werte kämpfen wir, und sie motivieren uns. Werte sind abstrakte Grundhaltungen, die unser Leben bestimmen. Ein paar Beispiele: »Gemeinschaft stellt einen hohen Wert für mich dar. In einer gemütlichen Tischrunde esse ich schon mal mehr, als ich eigentlich brauche«; »Harmonie bedeutet mir viel. Um meine Frau nicht zu enttäuschen, esse ich noch eine zweite Portion« …

Lernen Sie Ihre Werte kennen

Wenn Sie Ihre Werte erst einmal kennen lernen wollen, überlegen Sie bitte, wodurch Sie motivierbar sind: Aus welchen Gründen üben Sie Ihren Beruf aus? Warum haben Sie sich für oder gegen eine eigene Familie entschieden? Was bedeuten Ihnen Nahrung und Gesundheit?
Wenn Sie auf diesem Weg verschiedene Werte gesammelt haben, können Sie diese als nächsten Schritt hierarchisch ordnen: Was ist Ihnen wichtiger bei Ihrer Arbeit: Geld oder Spaß? Wenn Sie wählen müssten: Schlemmerei oder Gesundheit – wofür würden Sie sich entscheiden? Diese Fragen sind oft nicht ganz klar zu beantworten. Aber sie bringen Sie mit sich selbst in Kontakt und machen Ihnen Ihre inneren Strukturen bewusster.

Identität

An der Spitze der Pyramide steht Ihre Identität, die Antwort auf die Frage »Wer bin ich?«. Unsere Identität bildet sich im Laufe unserer Entwicklung immer vielschichtiger heraus. Alle unsere Erfahrungen, das, was wir von anderen über uns selbst hören, die Vorbilder, die uns beeindrucken und denen wir nacheifern – all das trägt zum Wachsen und Werden unserer Identität bei. Dabei verlieren wir jedoch manchmal aus dem Blickfeld, dass diese Identität lebendig wandelbar und nicht statisch oder gar vom Schicksal für immer vorgegeben ist.

Wer wollen Sie werden?

In Ihnen leben mehrere Identitäten, und Sie können diejenige fördern, die Ihnen am meisten Erfüllung schenkt. Sind Sie wirklich »die Übergewichtige«, die sich seit ihrer Kindheit gängelnde Bemerkungen anhören muss? Oder hat sich Ihr innerster Kern nur mit einem Bild identifiziert, das im Laufe Ihres Lebens langsam wuchs und dann immer selbstverständlicher wurde?

Sie sind herzlich eingeladen, Ihre eigene Identität kennen zu lernen und sich Ihrer Wandelbarkeit bewusst zu werden. Ein ausgewogenes Metallelement schenkt Ihnen den Mut zur Transformation und die Fähigkeit loszulassen – erst die behindernden Einstellungen und dann die überflüssigen Pfunde. Wenn Sie sich bei diesem Prozess Unterstützung wünschen, können Ihnen beispielsweise die angesprochenen Methoden Kinesiologie und NLP dienlich sein (siehe auch »Bücher, die weiterhelfen«, Seite 182).

> **Falls Sie bei der Beschäftigung mit diesen Fragen mehr Unklarheit als Antworten entdecken, nehmen Sie Ihre noch nicht definierte Identität liebevoll an. Bitten Sie Ihr Inneres um Entwicklung all Ihrer noch im Verborgenen liegenden Schätze.**

Setzen Sie sich ein Ziel!

Unser bewunderungswürdiger »Computer«, das Gehirn, arbeitet nach genau festgelegten Strukturen. Wenn Sie sich ein Ziel setzen, sollten Sie diese Strukturen kennen:

> Das Gehirn versteht nur positiv formulierte Aussagen; Verneinungen werden unbewusst gestrichen. Die Botschaft »Es macht mir nichts aus, auf Süßes zu verzichten« versteht Ihr Unbewusstes als »Es macht mir etwas aus …«. Besser wäre also beispielsweise: »Der Verzicht auf Süßes fällt mir ganz leicht.«

> Ihr Ziel sollte messbar sein, denn Ihr Gehirn arbeitet nur dann motiviert daran, wenn es weiß, wann Sie angekommen sind.

> Damit Ihr Gehirn den Weg zum Ziel frei macht, muss es realistisch sein. Das Gehirn weiß genau, dass Sie in der Weihnachtszeit nicht bereit sein werden, zehn Pfund pro Woche abzunehmen, und streicht diese Idee sofort. Bieten Sie ihm etwas Überzeugenderes an, zum Beispiel: zehn Pfund in fünf Wochen abnehmen.

> Wann, was genau, wie genau? Diese Fragen müssen in Ihrer Zielformulierung beantwortet sein. Erst dann ist Ihr Gehirn bereit, sich aktiv und kreativ mit Ihrem Ziel zu befassen.

»Am 1. Dezember dieses Jahres wiege ich 60 kg« – dieser Satz ist sehr präzise und hat deshalb Zugkraft. Ihr Gehirn und Ihr Unbewusstes verstehen, wohin Sie sich bewegen sollen. Sie werden den Weg ebnen, und Ihr Plan entwickelt sich. Lassen Sie sich überraschen, wie einfach und dynamisch plötzlich alles in Bewegung kommt!

Visualisierungsübung zur Motivation

Damit wirklich alles klappt, müssen Sie noch einmal genau betrachten, was es bedeutet, dieses Ziel zu erreichen. Hierfür laden wir Sie zu einer kurzen Visualisierungsübung ein:

› Versetzen Sie sich mit einem gedanklichen Zeitsprung in Ihre eigene Zukunft, zum Datum Ihres Zieles. Also: Heute ist der 1. Dezember, und Sie haben tatsächlich Ihr Traumgewicht erreicht.
› Wie fühlen Sie sich? Fühlen Sie sich wirklich wohl, so wie Sie jetzt sind? Wie sehen Sie aus? Welche Kleidung tragen Sie? Was sagen Ihre Freunde, Ihre Kollegen und Ihre Familie zu Ihrem neuen Erscheinungsbild? Wie wirken Sie auf andere? Sind Sie rundum glücklich und zufrieden mit Ihrem Körper? Sehen Sie wohlwollend in den Spiegel? Oder möchten Sie gern noch irgendein Detail verändern?
› Blicken Sie nun aus der Zukunft über Ihren Lebensweg bis in die Jetztzeit zurück. Welche Stationen haben Sie durchlaufen, um Ihr Wunschgewicht

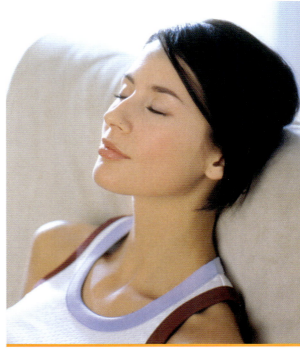

Ein realistisch formuliertes Ziel, das Sie in einer Zukunftsvision »vorgefühlt« haben, das präzise Ihren Wünschen und innersten Werten entspricht, ist so anziehend, dass Sie ganz mühelos und selbstverständlich darauf zugehen.

zu erreichen? Welche Schwierigkeiten lagen auf Ihrem Weg? Wie haben Sie diese Probleme überwunden oder aus der Welt geschafft? Was motivierte Sie, bei der Stange zu bleiben? Hat sich Ihr Einsatz gelohnt? Oder hätten Sie, rückblickend betrachtet, irgendetwas anders machen sollen?
> Sammeln Sie alle Eindrücke, und kommen Sie dann ganz bewusst und behutsam aus der Zukunft zurück in die Gegenwart.

Nun wissen Sie, was Sie alles berücksichtigen müssen, um Ihr Wunschgewicht wirklich zu erreichen. Vielleicht hat sich Ihr Ziel während dieser Betrachtungen auch etwas verändert? Eventuell haben Sie bemerkt, dass es viel zu anstrengend werden würde, schon am 1. Dezember dieses Jahres am Ziel sein zu wollen. Unter Umständen können Sie mit mehr Freude auf Ihr Ziel zugehen, wenn Sie sich fünf oder sechs Monate mehr Zeit dafür nehmen? Sie haben jetzt die Gelegenheit, Ihr gut durchdachtes Ziel noch einmal ganz präzise und für Sie passend zu formulieren. Sie werden schließlich sehen: Dieses Ziel bekommt magnetische Anziehungskraft! Sie können sich jetzt schon darauf freuen.

Schluss mit Kalorienzählen

Während Sie auf Ihr Ziel zugehen, bereitet Ihnen die Fünf-Elemente-Küche freudige Überraschungen, denn:

> von hochwertiger und für Sie energetisch richtiger Nahrung dürfen Sie so viel essen, wie Sie möchten;
> dabei können Sie auf das Wiegen, Messen und Auszählen von Mengen und Kalorien ab sofort verzichten;
> und Sie dürfen ab und zu eine Ausnahme von allen Regeln genießen und auch mal so richtig schlemmen.

Ein klassisches Diätendilemma: Der kalorienarme, energetisch kühlende Salat schwächt Ihr Erdelement; in der Folge überfällt Sie Heißhunger auf Süßes.

Ihr Körper wird Ihnen bald zeigen, womit er sich am wohlsten fühlt. Danken Sie ihm dafür, indem Sie auf ihn hören und ihn respektieren. Geben Sie ihm die Nahrungsmittel, die ihm gut tun und die er aus energetischer Sicht braucht. Viele ungünstige Gewohnheiten, die Sie jetzt noch haben, werden sich mühelos verwandeln – wie die leidigen Heißhungerattacken auf Süßes.
Und das sollten Sie in den einzelnen Elementen beachten:

Holzelement

Wenn Sie Übergewicht haben, ist Ihr Holzelement vermutlich gestaut. Bitte überprüfen Sie dies mit Hilfe des Tests auf Seite 53 und halten sich an die entsprechenden Hinweise. Darüber hinaus pflegen Sie Ihr Holzelement mit:
> erfrischenden Lebensmitteln des Holzelementes
> täglich einem Glas verdünntem Zitronensaft
> zwei- bis dreimal pro Woche einem Glas trockenem Weißwein (Riesling) zur Energieverteilung
> ausreichend körperlicher Bewegung
> Übungen, siehe »Das Holzelement unterstützen«, ab Seite 110

Feuerelement

Ihr Feuerelement sollte im Gleichgewicht sein, damit Sie voller Freude auf Ihr Ziel zugehen können, das da heißt eine neue Identität zu gewinnen. Bitte überprüfen Sie mit Hilfe des Tests auf Seite 64, ob Ihr Feuerelement eventuell spezielle Unterstützung durch den Speiseplan benötigt, und folgen Sie in diesem Fall den Empfehlungen der Auswertung. Befindet sich Ihr Feuerelement im Moment im Gleichgewicht, so können Sie es mit Lebensmitteln aus allen entsprechenden Kategorien versorgen. Bitte achten Sie besonders auf ausreichende Flüssigkeitszufuhr (siehe »Ernährungstipps für den Yang-Typ«, Seite 24), denn jede Art von Hitze und/oder Flüssigkeitsmangel schädigt das Feuerelement. Und ein gestautes Feuerelement kann wiederum das nachfolgende Metallelement nicht ausreichend füttern – die für Ihr Ziel des Abspeckens notwendige Transformation wird dann umso schwieriger. Reichlich frisches Quellwasser (noch besser: gekochtes Wasser) zu trinken ist außerdem nützlich, um die bei der Gewichtsreduktion anfallenden Schlackenstoffe abtransportieren und ausscheiden zu können. Übungen, um das Feuerelement zu unterstützen, finden Sie ab Seite 115.

Erdelement

Wenn Sie Gewicht loslassen möchten, sollten Sie Ihr Erdelement besonders liebevoll pflegen. Denn in Ihrer Körpermitte und im Verdauungstrakt werden in der nächsten Zeit viele Umstellungen und Neuanpassungen stattfinden, und diese unterstützen Sie am besten durch besondere Aufmerksamkeit fürs Erdelement (siehe dazu Seite 119–124). Bei der Lebensmittelzubereitung und beim Essen berücksichtigen Sie bitte außerdem die folgenden Punkte:

› Wählen Sie hauptsächlich wärmende und heiße Lebensmittel aus dem Erdelement (siehe Poster).
› Yangisieren Sie Ihre Nahrung (siehe Seite 23).
› Trinken Sie reichlich gekochtes, heißes Wasser.
› Vermeiden Sie das Trinken während der Mahlzeiten, denn es schwächt das Milz- und Magen-Qi. Reichlich trinken sollten Sie am besten etwa eine Stunde vor dem Essen.
› Verzichten Sie auf Tiefkühlkost und Mikrowellennahrung, beides beschwert nur, nährt Sie aber energetisch nicht.
› Verzichten Sie auf Kuhmilchprodukte mit Ausnahme von Butter und Sahne, denn Kuhmilch kühlt und produziert Schleim und stört damit das Erdelement. Als Ersatz können Sie beispielsweise auf Soja- oder Reismilchprodukte oder auf Ziegen- und Schafsmilchprodukte umsteigen.

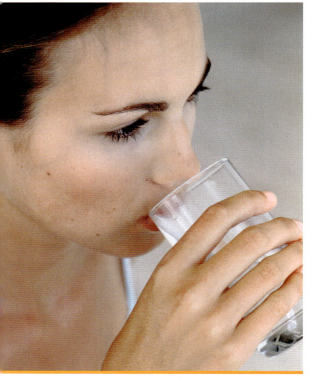

Trinken Sie beim Abnehmen unbedingt ausreichend Wasser, das Sie 15 Minuten lang gekocht haben.

Metallelement

Auch Ihr Metallelement sollte jetzt liebevoll gepflegt werden. Zum Dank wird es Sie mit dem Mut und der Kraft für Wandel und Neubeginn beschenken und Sie somit beim Erreichen Ihres Ziels gut unterstützen. Bitte prüfen Sie mit Hilfe des Tests auf Seite 87, ob Ihr Metallelement möglicherweise spezielle Hilfestellungen benötigt. Ist Ihr Metallelement im Gleichgewicht, so können Sie Lebensmittel aus allen Kategorien dieses Elementes zu sich nehmen. Falls Sie mehrere Fragen mit »Ja« beantwortet haben, folgen Sie bitte den Empfehlungen der Auswertung.

Zusätzlich sollten Sie während des Abnehmens die folgenden Punkte unbedingt beachten:
> Würzen Sie Ihre Speisen regelmäßig mit dezenter Schärfe.
> Achten Sie auf einen aromatischen, wohltuenden Duft der Gerichte – verwenden Sie dafür reichlich Kräuter und Gewürze, die Ihnen zusagen.
> Nehmen Sie unbedingt genügend Flüssigkeit (am besten abgekochtes Wasser) zu sich, denn Trockenheit schädigt auch Ihr Metallelement.
> Stellen Sie sich mehrmals täglich vor, wie angenehm es ist, sich von unnötigem Ballast zu befreien und sich auf Neues, vielleicht sogar auf eine neue Identität, freuen zu können.

> **Die Minze gehört zu den kalten Nahrungsmitteln des Metallelementes. Wenn Sie sie regelmäßig verwenden, wird es Ihnen Ihr Lungen-Funktionskreis durch Wohlbefinden danken.**

Wasserelement

Um sich frisch und vital zu fühlen, brauchen Sie ein gut gefüttertes Wasserelement. Ihre Nieren benötigen ausreichend Yin und Yang aus der Nahrung. Überprüfen Sie zunächst wieder die momentane Situation Ihres Wasserelementes anhand des Tests auf Seite 98. Falls es sich im Ungleichgewicht befindet, richten Sie sich nach den Anweisungen im Auswertungsteil. Bitte bevorzugen Sie generell während des Abnehmens Lebensmittel der warmen und heißen Kategorie des Wasserelementes (siehe Poster), und beachten Sie darüber hinaus folgende Empfehlungen:
> Mineralwasser sollten Sie möglichst ohne Kohlensäure genießen, um Ihr Yang, die lebenswichtige Nierenenergie zu schützen.
> Essen Sie öfter, ruhig mehrmals pro Woche, Fisch.
> Verzichten Sie möglichst auf Tiefkühlkost und Mikrowelle, denn beides schwächt die Nierenkraft.
> Achten Sie darauf, Ihr Metallelement über die geeignete Ernährung nach den Fünf Elementen und mit den Wohlfühl-Tipps im dritten Kapitel gut zu unterstützen, damit es Ihr Wasserelement im Fütterungszyklus ausreichend versorgt.

Es kann losgehen!

Nun sind Sie gut gerüstet, um lustvoll abzunehmen. Ihr Unbewusstes und Ihr Gehirn werden Ihnen helfen, Ihr Ziel zu erreichen. Die Kraft der Fünf Elemente wird harmonisch in Ihnen fließen, Ihre Lebenskraft steigern und Sie immer wieder ermutigen, Ihr Ziel im Auge zu behalten. Falls es auf Ihrem Weg die eine oder andere Überraschung oder Verzögerung geben sollte, wird Ihnen Ihr Metallelement helfen, flexibel auf neue Situationen zu reagieren und so immer das Beste daraus zu machen.

> **Der Langsamste, der sein Ziel nicht aus den Augen verliert, geht noch immer geschwinder als jener, der ohne Ziel umherirrt.**
> Lebensphilosophie

Ihr Wasserelement wird dafür sorgen, dass Sie immer wieder mit neuer Frische und Vitalität Ihr Ziel ansteuern. Es wird den ganzen Zyklus und Ihren Organismus mit der nötigen Lebenskraft versorgen und so zum Gelingen Ihres Vorhabens beitragen. Ihr Feuerelement wird Sie mit Freude und Güte unterstützen und Ihnen das Gefühl geben, stolz auf sich sein zu dürfen. Ihr Holzelement wird Ihnen helfen, sich mit Ihrem Vorhaben konsequent durchzusetzen. Es wird Ihnen den Neubeginn dynamisch und verlockend gestalten und Sie darin unterstützen, Ihre »Neugeburt« wirklich zu feiern.

Das Erdelement als Funktionskreis der Mitte schließlich wird – gut gewärmt durch die Nahrung – den Prozess des Sortierens, Aufnehmens und Ausscheidens leisten. Es wird Sie von Ballast befreien – im Körperlichen wie im Seelischen und auch in Ihrer Gedankenwelt. Dadurch werden die Beziehungen zu Ihren Mitmenschen wieder freier, harmonischer und lebendiger, denn Ihr Erdelement wird Ihnen mit Sicherheit die »richtigen Verbindungen« schenken – Ihre Vernetzung mit einer nährenden, unterstützenden Umwelt. Sie erhalten Komplimente, die Sie auf Ihrem Weg bestätigen. Ihr neues Essverhalten wird sich langsam als neue Strategie in Ihrem Leben verankern. Dabei wachsen neue Glaubenssätze (»Ich bin schlank und attraktiv«), und vielleicht bekommt auch einer Ihrer Werte eine neue Bedeutung. Ihre Identität wandelt sich schließlich ganz behutsam in die Richtung, von der Sie schon lange geträumt haben. Denken Sie in der Zeit Ihrer Erleichterung daran: Haben Sie Geduld mit sich und den Wellenbewegungen Ihres Lebens. Akzeptieren Sie Zeiten der Stagnation als Teil Ihres Wachstums. Und verzeihen Sie sich gütig die Momente, in denen Ihre Disziplin ein wenig einbricht. Dies alles gehört zum Leben einfach dazu. Bleiben Sie sich und Ihrer Entscheidung treu.

Lustvoll Gewicht verlieren

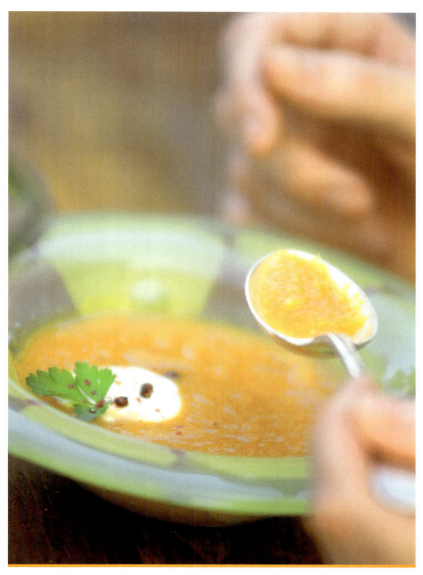

Lustvoll schlemmen und genießen und dabei auch noch abnehmen – mit der Fünf-Elemente-Ernährung ist es möglich! Voraussetzung ist, dass Ihre Speisen alle Elemente ins energetische Gleichgewicht bringen.

FÜNF-ELEMENTE-KÜCHE IM ALLTAG

Gesunde Ernährung unterwegs und im Büro

Wer einmal an guten, selbst zubereiteten Speisen Geschmack gefunden hat, der wird bald feststellen, dass ihm Gaststätten und Betriebskantinen selten die gewohnte Qualität bieten können. Wenn Sie sich auf Reisen oder im Büro dennoch gut und ausgewogen versorgen möchten, beherzigen Sie doch die folgenden Anregungen. Oder nehmen Sie Ihr selbst zubereitetes Fünf-Elemente-Essen einfach mit.

Versorgen Sie sich erstklassig!

Viele Gaststätten sparen heute den Mitarbeiter ein, der früher den frischen Salat und das Gemüse geputzt und klein geschnitten hat. Stattdessen werden zweimal pro Woche gewaschener, zerkleinerter Salat und Gemüse in Plastikfolie vom Großhändler angeliefert. Das Ergebnis: wenig Geschmack und ebenso wenig Energie. Tagesfrische Lieferung und Verarbeitung ist zu teuer geworden. In der Kantine sieht es meist nicht anders aus. Das Essen in Raststätten, Zügen und Flugzeugen ist zudem häufig mit Konservierungsmitteln versetzt und selten frisch zubereitet.

Doch Ihr Körper ist es wert, erstklassig versorgt und nicht unnötig belastet zu werden. Bitte achten

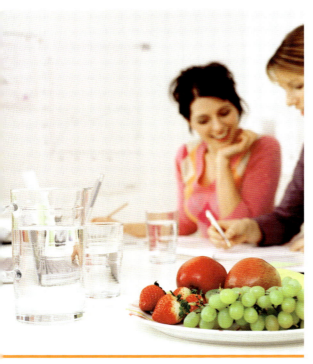

Stellen Sie sich frisches Bio-Obst an Ihren Arbeitsplatz. Dies versorgt Sie zwischendurch gesund mit neuer Energie.

> **TIPP**
>
> ### Äpfel und Apfelessig stärken Ihr Holzelement
>
> Stress und Hektik des Alltags, Elektrosmog und Umweltgifte schwächen Ihren Körper und bringen ihn auf Dauer aus dem Gleichgewicht. Um diese Belastungen schnellstmöglich wieder loszuwerden, brauchen Sie ein gut balanciertes Holzelement. Denn die Leber entgiftet Ihren Körper und löst Stress auf. Außerdem bringt ein vitaler Leberfunktionskreis Ihre Energie ins Fließen, wodurch alle Organe gut versorgt werden. Und so stärken Sie Ihre Leber:
> - Trinken Sie ab und zu etwas Wasser mit einem Schuss – möglichst hochwertigem – Apfelessig versetzt.
> - Essen Sie frische (Bio-)Äpfel. Die Apfelsäure aktiviert und balanciert Ihr Holzelement.

Sie daher im Restaurant und in der Kantine auf frisch zubereitete Nahrung. Suppen sind oft eine gute Möglichkeit, sich energievoll zu versorgen, vorausgesetzt, sie werden nicht aufgetaut und/oder in der Mikrowelle erwärmt (hören Sie Klingelsignale aus der Küche?). Achten Sie außerdem auf folgende Punkte:
- Meiden Sie möglichst Speisen, die Zusatz- und Hilfsstoffe enthalten.
- Ziehen Sie in der Region angebautes und der aktuellen Jahreszeit entsprechendes Obst und Gemüse vor. Es bietet Ihnen deutlich mehr Energie als Lebensmittel, die schon lange Reisen hinter sich haben oder im Gewächshaus gezogen wurden.
- Verzichten Sie auf Brot, denn es kommt oft aus der Tiefkühltruhe.
- Bitten Sie die Bedienung eventuell, Ihnen aus verschiedenen Menüs die Beilagen zusammenzustellen, die Ihren aktuellen (Elemente-)Bedürfnissen entsprechen.
- Wählen Sie Salat nur bei heißer Witterung. Ohnehin oft energiearm, stellt er im Winter eine ziemliche Anstrengung für Ihre Verdauung dar. Wenn Sie auf Nummer Sicher gehen wollen, ist es allerdings am sinnvollsten, Ihr Essen zu Hause zuzubereiten und mitzunehmen. Im Büro oder unterwegs ist es eine Wohltat, energievolle Nahrung dabei zu haben, die Sie mit dem versorgt, was Sie wirklich brauchen.

Alle Gerichte, die bei Zimmertemperatur schmecken und wenig Fett enthalten, sind für unterwegs und im Büro geeignet. Nehmen Sie außerdem getrocknete Früchte und Gemüsechips (Rezept Seite 179) mit für den kleinen Appetit zwischendurch. Vermeiden Sie unbedingt Industriezucker, wenn Ihre Energie abfällt und Sie müde werden! Die von der Werbung angepriesenen »schnellen Energielieferanten« übersäuern nur Ihren Körper und blockieren das Holzelement. Aber gerade Ihr Holzelement sollte in bester Balance sein, je mehr Sie sich zumuten. Industriezucker erzeugt einen kurzfristigen Anstieg des Blutzuckerspiegels, der jedoch einen raschen Abfall zur Folge hat. Für Ihren Körper bedeutet das eine Achterbahnfahrt mit ermüdenden Konsequenzen. Außerdem bekommen Sie noch mehr Appetit auf Süßes – ein Teufelskreis.

Nehmen Sie stattdessen einen guten Laib Brot, ein Messer und eine der vielen leckeren vegetarischen Aufstrichsorten mit auf Reisen oder ins Büro. Eine Gurke oder/und ein paar Tomaten dazu: Fertig ist eine nährende Mahlzeit. Wenn Sie Ihre Mittagspause dann noch an der frischen Luft auf einer Parkbank verbringen und die schöne alte Tradition des Picknicks wieder beleben, gestalten Sie sich auf einfache Weise eine wirklich entspannende Unterbrechung, die Körper, Seele und Geist erfreut.

Rezepte

Mit folgenden Rezepten, die jeweils vier Portionen ergeben, versorgen Sie sich gut für den (Arbeits-)Tag. In einer Box transportiert (bei Hitze in der Kühltasche), bleiben sie bis zu zwei Tage genießbar.

Schwarze Bohnenpaste

Dieser Brotaufstrich füttert besonders Ihr Yin im Wasserelement. Ihre wertvolle Lebensenergie wird damit erneuert, und Sie können Ihre Aufgaben mit ruhiger Kraft und sicherem Stand angehen.

> 250 g schwarze Bohnen (oder andere) · 600 ml Gemüsebrühe · 2 EL Apfelessig · 1 TL Paprikapulver · 2 EL Sonnenblumenöl · Pfeffer aus der Mühle · 6 EL Sojasoße

1. Die Bohnen (W) in Wasser (W) ca. 3 Std. einweichen, abgießen und mit der Gemüsebrühe (W) in einen Topf geben. Apfelessig (H) und Paprikapulver (F) dazugeben, aufs Feuer (F) stellen und in ca. 50 Min. gar kochen.

2. Das Sonnenblumenöl (E) darüber gießen, mit Pfeffer (M) kräftig würzen und die Sojasoße (W) zugeben.

3. Mit dem Pürierstab zu einer homogenen Paste verarbeiten. Eventuell noch etwas Wasser (W) oder besser Gemüsebrühe (W) angießen.

In Schraubgläser gefüllt, hält sich die Paste mehrere Tage lang frisch.

Sushi mit Lauch und Karotten

Erd- und Wasserelement sind die Lieferanten der Basisenergie, und beide werden durch diese köstlichen Häppchen gestärkt.

Sushi mit Lauch und Karotten: Fingerfood vom Feinsten. Mit diesen Häppchen sind Sie gut geerdet. Und aus der Kraft der Mitte geht dann alles fast wie von selbst.

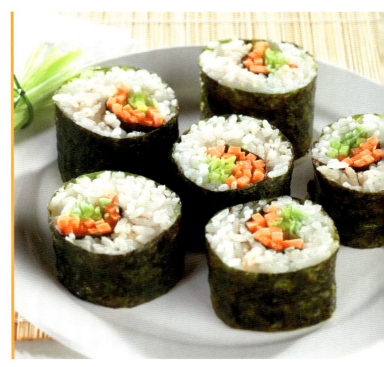

4 EL Zitronensaft · Paprikapulver · 250 g Sushireis (Rundkorn) · Pfeffer aus der Mühle · 400 ml Gemüsebrühe · 1 EL Süßrahmbutter · 1 Stange Lauch · 2 Karotten · 1 Bund Schnittlauch · 1 TL Wasabipulver (oder Senfpulver) · 8 Algenblätter (Sushi nori) · Meersalz

1. Eine große Schüssel mit Wasser (W) füllen, 1 EL Zitronensaft (H) und 1 Prise Paprikapulver (F) zugeben. Den Sushireis (E) einfüllen und 20 Min. quellen lassen. In ein Sieb geben und abtropfen lassen.

2. Den Reis in einen Topf schütten, pfeffern (M), die Gemüsebrühe (W) angießen, 1 EL Zitronensaft (H) zugeben und aufs Feuer (F) stellen. Die Süßrahmbutter (E) dazugeben und zugedeckt aufkochen, auf kleiner Flamme in etwa 12 Min. garen, ohne den Deckel zu lüften. Den Herd ausschalten und noch 10 Min. nachgaren lassen.

3. Den Lauch halbieren, die Karotten schälen und den Schnittlauch waschen. Lauch und Karotten in Streifen schneiden.

4. Wasabi (M) über den Reis streuen und vorsichtig unterheben. Ein Algenblatt (W) nach dem anderen mit der glatten Seite nach unten auf ein großes Brett legen, die oberen drei Viertel dünn mit dem Reis belegen und mit der Rückseite eines Esslöffels fest glattdrücken. Mit ein paar Spritzern Zitronensaft (H) beträufeln und mit einer Prise Paprikapulver (F) bestäuben. Das untere Viertel mit Karottenstreifen (E) und Schnittlauch (M) so belegen, dass Gemüse und Algenblatt bündig abschließen. Mit Meersalz (W) vorsichtig salzen und die Lauchstreifen (H) darauf legen. Jetzt die Gemüsestreifen vorsichtig, aber fest in das Algenblatt einrollen und alles zu einer kompakten Rolle formen.

5. Mit einem scharfen, schmalen Messer in fingerdicke Scheiben schneiden.

Gemüsebratlinge

Außen knusprig, innen saftig und würzig. Diese köstlichen Bratlinge stärken Yin und Yang im Erd- und Wasserelement. Ob zu Hause oder unterwegs: Sie finden immer regen Zuspruch.

2 Zucchini · 2 Karotten · 1 kleiner Knollensellerie · 2 Gemüsezwiebeln · 100 g grüne Bohnen · 2 Bund Basilikum · 2 EL Süßrahmbutter · 500 ml Gemüsebrühe · Saft einer Zitrone · 300 g Haferflocken · 6 Eier · Olivenöl · Pfeffer aus der Mühle · Meersalz

1. Gemüse waschen, putzen und fein raspeln bzw. klein schneiden. Separat in Schalen füllen. Das Basilikum waschen, trockentupfen und fein hacken.
2. Einen großen Topf bei mittlerer Hitze aufs Feuer (F) bringen, Süßrahmbutter (E), Zucchini (E), Sellerie (M), Zwiebeln (M), Karotten (W), Gemüsebrühe (W) und Bohnen (H) nacheinander einfüllen und bei geschlossenem Deckel gut 15 Min. garen.
3. Den Zitronensaft (H), das Basilikum (F) und die Haferflocken (F) dazugeben, alles gut mischen und weitere 15 Min. ziehen lassen.
4. Die Eier (E) aufschlagen und unter die abgekühlte Masse heben.
5. Backbleche mit Olivenöl einpinseln; mit einem Esslöffel aus der Masse Nocken ausstechen und darauf verteilen. Bei 160° im Backofen in 50–60 Min. knusprig braten. Mit Mühlenpfeffer (M) und Meersalz (W) würzen.

Tramezzini mit Schinken, Tomate und Rucola

Die ideale Reisebegleitung und Stärkung für unterwegs. Die beliebten Tramezzini – belegte Weißbrotscheiben in Dreiecksform – spenden allen Elementen Feuchtigkeit (Yin) und Energie (Yang).

2 Tomaten · 100 g Rucola · 8 Scheiben Kastenweißbrot · 2 Zwiebeln ·
1 Mozzarella · 4 EL Mayonnaise · 4 TL Dijonsenf · Pfeffer aus der Mühle ·
8 Scheiben Parmaschinken oder San Daniele · 4 Prisen Paprikapulver

1. Die Tomaten (H) am Stielansatz kreuzweise einschneiden, kurz mit heißem Wasser überbrühen, die Haut abziehen und quer in dünne Scheiben schneiden. Den Rucola gründlich waschen und trockentupfen. Das Weißbrot mit einem scharfen, langen Messer entrinden. Die Zwiebeln pellen und in hauchdünne Scheiben hobeln. Den Mozzarella in sehr dünne Scheiben schneiden.
2. Die entrindeten Weißbrotscheiben (E) auf ein großes Küchenbrett legen, die Mayonnaise (E) darauf verteilen, ebenso den Dijonsenf (M) und die Zwiebelringe (M). Pfeffern (M), den Parmaschinken (W) darauf legen, Tomatenscheiben (H), Rucola (F) und Paprikapulver (F) darüber verteilen, und zum Schluss die Mozzarellascheiben (E) auflegen. Je 2 Scheiben zusammenklappen und quer in zwei Dreiecke schneiden.

Die schnelle Elementeküche für Stressgeplagte

Stress ist in aller Munde und gehört fast schon zum guten Ton. Aus Sicht der TCM bedeutet Stress allerdings alles andere als eine Tugend. Harmonie und Balance in allen Lebenslagen lautet hier das höchste Ziel. Körper, Seele und Geist sollen in harmonischer Gesundheit schwingen. Umso wichtiger ist eine gute und unterstützende Ernährung – auch und gerade in Stresszeiten. Für diese gibt's zum Glück auch die schnelle Elementeküche.

Übersäuerung abbauen

Stress belastet das Holzelement. Schon der Volksmund weiß, dass zu viel Unruhe, Hektik und Gereiztheit »sauer« machen. Dies gilt auch im körperlichen Sinne. Zusätzliche Stresserzeuger sind Umweltbelastungen, denen wir fast dauernd und überall ausgesetzt sind. Körperliche, seelische und auch geistige Überforderung – und interessanterweise auch Unterforderung – lassen Schlackenstoffe entstehen, die das Säure-Basen-Gleichgewicht unseres Körpers in Dysbalance bringen. Chronische Krankheiten entstehen fast immer auf dem Boden einer lang bestehenden Übersäuerung. Hauptsäuerungsträger unter den Lebensmitteln sind:

> Zucker, Süßigkeiten
> Fleisch, Fisch
> Getreide, Hülsenfrüchte
> Alkohol, Tee, Kaffee

Basenlieferanten sind ausschließlich Obst und Gemüse. Da die wenigsten von uns ausreichend basische Lebensmittel zu sich nehmen, ist es grundsätzlich sinnvoll, auf genügend ausgleichende basenreiche Nahrung zu achten. Reichlich hochwertiges frisches Wasser bildet ebenfalls eine wichtige Voraussetzung, um eine Übersäuerung zu vermeiden.
Wie schon im vorigen Kapitel erwähnt, führt Stress – und die damit einhergehende Übersäuerung des Körpers – dazu, dass die Energie des

Die schnelle Elementeküche für Stressgeplagte

Holzelementes blockiert wird. Sie fühlen sich angespannt und gereizt. TCM-Spezialisten sprechen dann von einem »Leber-Qi-Stau«.
Da kein Element getrennt vom anderen existiert, greift ein blockiertes Holzelement über den Kontrollzyklus das Erdelement an. Die Folge: Sie leiden an der so genannten »Milz-Qi-Schwäche«, das heißt, Sie fühlen sich erschöpft, weil Ihr Erdelement zu wenig Energie besitzt. Das schwache Erdelement kann im Fütterungszyklus nicht genug Energie weitergeben. So gehen Metall und Wasser zunehmend leer aus, und die Schwäche wird chronisch. Das Feuerelement gerät seinerseits durch die gestaute Energie im Holzelement unter Druck. Herz-Kreislauf-Probleme können die unerfreuliche Folge sein.
Bis all diese Dysbalancen organische Leiden erzeugen, vergehen oft Jahrzehnte. Stellen Sie sich in dieser Zeit bei einem westlichen Mediziner vor, so wird er Ihre Beschwerden wohl als »vegetativ verursacht« einstufen. Froh darüber, organisch gesund zu sein, begehen Sie dann vielleicht den gravierenden Irrtum, zu meinen, es sei alles in bester Ordnung. Denn

Die »Biokiste« spart nicht nur Zeit und Geld

Wenn Sie grundsätzlich einen voll gepackten Terminkalender haben, denken Sie doch einmal darüber nach, eine »Biokiste« bzw. regelmäßige Lieferungen von biologischem Obst und Gemüse in Anspruch zu nehmen, die vielerorts recht preisgünstig angeboten werden. Die Vorteile sind zahlreich:
› Sie sparen Geld, da spontane »Verlegenheitskäufe« wegfallen.
› Sie sparen Zeit, da Sie weniger einkaufen gehen müssen.
› Sie bekommen den kreativen Ansporn, aus vorhandenen Lebensmitteln etwas Interessantes zu kochen. So wird Ihr Speiseplan abwechslungsreicher. Außerdem kann das innerhalb der Familie viel Spaß machen und die Kommunikation fördern.
› Ihre Ernährung wird ganz nebenbei hochwertiger.

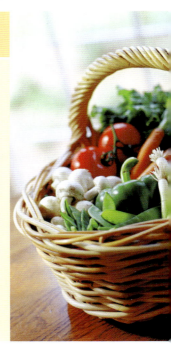

trotz dieser beruhigenden Diagnose besteht dringender Handlungsbedarf: Ihre energetische Dysbalance sollte schnellstmöglich reguliert werden. Und die Fünf-Elemente-Küche ist natürlich eine wunderbare Möglichkeit, wieder ins Lot zu kommen. Das Beste daran: Sie haben es selbst in der Hand.

Eine gute Mahlzeit zu bereiten braucht etwas Zeit. Doch manchmal muss es einfach schnell gehen. Für die Elementeküche ist auch das kein Problem. Die folgenden Leckerbissen gehen schnell und leicht, sind gut vorzubereiten und können fertig gegart im Kühlschrank aufbewahrt werden. Vor dem Verzehr dann die Bällchen und das Gemüse kurz in der Pfanne erhitzen.

Rezepte

Die folgenden Rezepte sind wie immer für vier Personen berechnet.

Hackbällchen

Perfekt auch für unterwegs: Dieses leckere Gericht füttert Yin und Yang in allen Elementen. Es benötigt zwar ein wenig Vorbereitungszeit, aber sind die Bällchen erst einmal im Ofen, sind Sie frei für andere Aufgaben.

> 500 g Rinderhack · 200 g Semmelbrösel · 4 Eier · 2 Zwiebeln · 4 Knoblauchzehen · Pfeffer aus der Mühle · 1 TL Currypulver · 500 g Schweinehack · 1 Stange Lauch · 1 TL Paprikapulver · Olivenöl

1. Rinderhackfleisch (E), Semmelbrösel (E) und Eier (E) in eine große Schüssel geben. Die Zwiebeln (M) und den Knoblauch (M) pellen, hacken und dazugeben, ebenso reichlich Pfeffer (M) und das Currypulver (M).

2. Das Schweinehackfleisch (W) darauf legen. Den Lauch (H) halbieren, waschen und in Ringe schneiden und hinzufügen. Das Paprikapulver (F) darüber streuen und alles kräftig durchkneten.

3. Den Backofen auf 160° vorheizen. Backbleche mit Olivenöl einpinseln, aus der Hackfleischmasse kleine Bällchen abdrehen und darauf verteilen.

4. In den Backofen schieben und in etwa 45–50 Min. knusprig braun braten.

Gebratenes Gemüse mit Knoblauchsoße

Diese Speise schmeckt warm und kalt. Bereiten Sie sie zu, wenn Sie etwas Zeit haben, und greifen Sie darauf zurück, wenn's schnell gehen soll. Die Zutaten versorgen alle Ihre Elemente ausreichend mit Yin und Yang.

> 2 Auberginen · grobes Meersalz · 2 EL Zitronensaft · 1 TL Paprikapulver · 2 grüne Paprika · 2 rote Paprika · 2 Zucchini · Olivenöl · 2 TL Thymianblätter · Pfeffer aus der Mühle · 1 TL Paprikapulver
> **Für die Soßen:** 6 Knoblauchzehen · Pfeffer aus der Mühle · Meersalz · 500 g Jogurt · 100 g passierte Tomaten

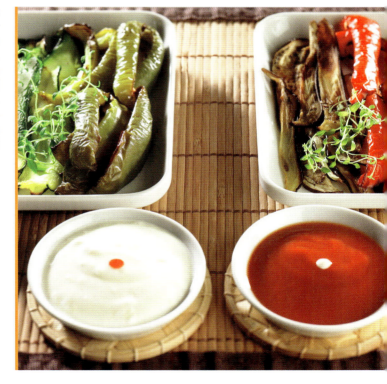

Gebratenes Gemüse mit Knoblauch- oder pikanter Tomatensoße versorgt Sie optimal. Probieren Sie dieses Gericht auch einmal bei Ihren Kindern aus. Sie werden es höchstwahrscheinlich lieben!

1. Die Auberginen (W) vom Stielansatz befreien und in breite Streifen schneiden, mit Meersalz (W) bestreuen, 10 Min. ziehen lassen und dann ausdrücken. Mit 1 EL Zitronensaft (H) und Paprikapulver (F) würzen.
2. Die Paprika (E) und die Zucchini (E) waschen, putzen und in etwa 3 cm breite Streifen schneiden.
3. Den Backofen auf 160° vorheizen, die Auberginen- (F), Paprika- (E) und die Zucchinistreifen (E) auf den Blechen verteilen und mit Olivenöl (E) sparsam beträufeln. Thymianblättchen (M), Mühlenpfeffer (M) und grobes Meersalz (W) sowie den restlichen Zitronensaft (H) darüber verteilen und für 35–45 Min. im Backofen braten, bis das Gemüse leicht gebräunt ist.
4. Für die Soße den Knoblauch (M) pellen und hacken, in eine Schüssel geben. Mit Mühlenpfeffer (M) und Meersalz (W) würzen, den Jogurt (H) unterheben und auf Tellern verteilen. Ebenso gut schmeckt pikant gewürztes Tomatenpüree (H) als Soße.

Frenchtoast

Dieser sättigende Snack schmeckt einfach himmlisch und ist schnell gemacht. Der Frenchtoast füttert Ihr Erdelement mit Feuchtigkeit (Yin).

6 Eier · 250 ml Milch · 4 EL Süßrahmbutter · 12 Scheiben französisches Weißbrot · Rohrzucker

1. Eier (E) in eine Schüssel geben und mit dem Schneebesen gut verquirlen. Die Milch (E) einrühren. Eine große Pfanne aufs Feuer (F) stellen, mittlere Temperatur einstellen und 1 EL Süßrahmbutter (E) hineingeben, schmelzen lassen.
2. 4 Scheiben Weißbrot (E) nacheinander in die Eier-Milch-Masse tunken, abtropfen lassen und in der Pfanne von beiden Seiten je 3–4 Min. knusprig braun braten. Herausnehmen und im Ofen bei 70° warm stellen. Mit den restlichen Weißbrotscheiben ebenso verfahren. Kurz vor dem Servieren mit Rohrzucker (E) bestreuen.

Gerichte, die aufbauen und stärken

Einen Klassiker der Fünf-Elemente-Küche stellen die energetisch wärmenden und nährenden Speisen für geschwächte Menschen dar. Genesende nach langer Krankheit, ältere Menschen, Mütter nach der Entbindung: Sie alle profitieren von den Qi-stärkenden Mahlzeiten der Traditionellen Chinesischen Medizin, von denen besonders die so genannten Kraftsuppen bekannt sind.

Wir importieren hier eine asiatische Tugend, die bis vor nicht allzu langer Zeit auch noch bei uns gang und gäbe war. Wenn jemand in der Familie krank war, bereitete unsere Großmutter noch die kräftigende Fleischsuppe, die stundenlang auf dem Herd köchelte.
Suppen, Brühen und gemuste Speisen erleichtern dem Körper die Aufnahme der wertvollen Inhaltsstoffe. Ohne durch eine übergroße Verdauungsleistung Energie zu verlieren, kann er die Nahrung sofort nutzen. Flüssigkeit stärkt das Yin. Hitze stärkt das Yang. Eine warme Suppe oder ein gehaltvoller Brei versorgt Sie also rundum.

Wandel kostet Kraft

Schwächezustände wurzeln in einem erschöpften Wasserelement. Geht Ihnen etwas »an die Nieren«, so schwächt das die Lebensenergie. Unruhe und Gereiztheit entwickeln sich. Das Holzelement gerät unter Druck, Herz und Kreislauf werden destabilisiert. Herzklopfen, schwankender Blutdruck, wechselnde Hitze- und Kältegefühle können die Folge sein.
In Phasen von Wandlung, Abschied und Neubeginn ist außerdem Ihr Metallelement besonders gefordert. Seine gut balancierte Kraft erleichtert es Ihnen, Überholtes loszulassen und Neues willkommen zu heißen. Dies gilt natürlich auch für Zeiten der Krankheit, die ja immer einen Wandlungsprozess bedeuten.
Auch die glückliche, soeben mit Nachwuchs gesegnete Mutter oder die Stillende macht eine Zeit grundlegender Neuordnung durch. Wegen der vielschichtigen hormonellen Veränderungen ist das Holzelement in dieser Zeit besonders gefordert.

Welche Energie brauchen Sie nun?

Im Erschöpfungszustand bestehen häufig unterschiedliche Energie-Bedürfnisse in den einzelnen Elementen bzw. bezüglich der thermischen Qualitäten der Nahrung. Um herauszufinden, was Sie jetzt wirklich brauchen, hier einige Grundregeln:

> Ihnen ist kalt und Sie frieren rasch? Wählen Sie Lebensmittel aus der Kategorie »heiß«.
> Sie fühlen sich schlapp, energie- und lustlos? Nehmen Sie Lebensmittel aus der Kategorie »warm« zu sich.
> Sie spüren Stagnation und Stauungen (schleppende Verdauung, Übergewicht, Wassereinlagerungen, Depression, Gereiztheit, Gelenkschwellungen)? Nutzen Sie Lebensmittel der Kategorie »neutral«, die Ihr Qi aufbauen. Nutzen Sie ebenso Lebensmittel der Kategorie »kühl«, die energetisch erfrischen und Ihre Energie in Bewegung bringen.
> Sie spüren Zeichen von Hitze? Wählen Sie »kalte« Lebensmittel.
> Sie stellen Yin- und Yang-Anzeichen bei sich fest? Dann lesen Sie bitte noch einmal den Abschnitt »Was tun bei widersprüchlichen Symptomen?« auf Seite 27.
> Sie möchten unbedingt ein Lebensmittel genießen, das in eine für Sie ungeeignete Kategorie gehört? Verändern Sie einfach seine thermischen Eigenschaften, indem Sie es yinisieren oder yangisieren (siehe dazu Seite 23 und 26).

Diese Nahrung brauchen Sie nun

Alle Rezepte aus dem Wasser- und dem Erdelement sind grundsätzlich geeignet, um Schwächezustände auszugleichen. Zusätzlich achten Sie bitte darauf, so viel warme Nahrung wie möglich aufzunehmen:

> **Zum Frühstück** einen warmen Brei
> **Vormittags** eine Tasse heiße Brühe
> **Zum Mittagessen** geschmortes Fleisch oder Gemüse mit Getreide oder eine Portion Humus, falls das Kauen schwer fällt (Rezept Seite 173)
> **Nachmittags** ein warmes Kompott
> **Abends** eine lang gekochte Suppe
> **Allgemein** viel heißes, 15 Minuten auf dem Herd gekochtes Wasser

Gerichte, die aufbauen und stärken

Darauf sollten Sie jetzt verzichten:

› Rohes Obst und Gemüse.
› Gekühlte Getränke – es sei denn, Sie stellen Hitzezeichen bei sich fest, wie heißen Schweiß oder Herzklopfen. Dann eignen sich kleine Portionen zimmerwarmen Wassers über den Tag verteilt.
› Tee, Kaffee und Alkohol; diese Genussmittel trocknen aus, schwächen Ihr Yin und aktivieren die ohnehin gestaute Energie.
› Wenig zerkleinerte Nahrung, die Ihrem Körper ein hohes Maß an Verdauungsleistung abverlangt.
› Tiefkühlkost sowie die meisten Fertigprodukte. Eine Ausnahme bilden eingeweckte Obst- oder Gemüsespeisen. Diese Form der Konservierung enthält vielleicht nicht mehr alle Vitamine und Mineralstoffe, spendet aber den größten Teil der Nahrungsenergie.
› Gerichte aus der Mikrowelle.

Rezepte

Im Folgenden finden Sie drei besondere Rezepte, die Ihre Lebensgeister spürbar rasch wecken werden. Die Mengenangaben sind jeweils für vier Personen oder Portionen berechnet.

Gemüsekraftbrühe

Diese stärkende, energiereiche Brühe löst Blockaden, baut Säfte auf und fördert damit den Yin-Aufbau in allen Elementen.

> 500 g Kartoffeln · 500 g Karotten · 1 Knollensellerie mit Grün · 4 Gemüsezwiebeln · 500 g grüne Bohnen · 1 Stange Lauch · 200 g Rucola · 3 l Gemüsebrühe · 6 Pimentkörner · 10 Pfefferkörner, schwarz · Pfeffer aus der Mühle · Meersalz · Zitronensaft · Paprikapulver · Sahne

FÜNF-ELEMENTE-KÜCHE IM ALLTAG

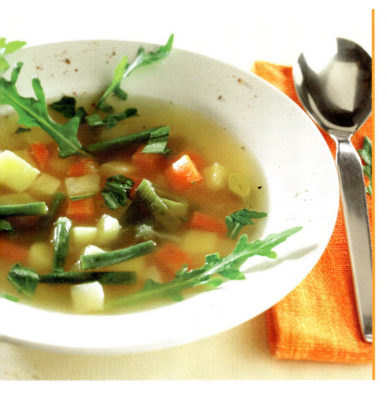

Die Gemüsekraftbrühe ist der beste Kraftspender in der Rekonvaleszenz – und immer dann, wenn Sie eine kleine Stärkung brauchen.

1. Das Gemüse waschen, schälen und in Würfel schneiden, die Zwiebeln und den Lauch in halbe Ringe. Die Bohnen in Stücke teilen. Rucola waschen, trockentupfen und klein schneiden.

2. Gemüsebrühe (W) in einen großen Topf füllen, Lauch (H), Bohnen (H) und Selleriegrün (H) zugeben und bei mittlerer Hitze aufs Feuer (F) bringen.

3. Selleriewürfel (F), Karotten (E), Kartoffeln (E), Zwiebeln (M), Piment- (M) und Pfefferkörner (M) zugeben und bei geschlossenem Deckel etwa 45 Min. kochen lassen.

4. Mit Pfeffer (M), Meersalz (W), Zitronensaft (H), Paprikapulver (F), Rucola (F) und Sahne (E) abschmecken.

Consommé

Heiße Flüssigkeit speist Yin und Yang. Da alle Zutaten gut gekocht sind, kann Ihr Körper sie gut aufnehmen und alle Elemente sofort mit ausreichend Energie versorgen.

> 2 kg Rinderhack · 1 Stange Lauch · 2 Zwiebeln · 2 Karotten · 1 kleiner Knollensellerie · 4 Pimentkörner · 1 Lorbeerblatt · 6 Eiweiß · 2 Eigelbe · 10 weiße Pfefferkörner · 3 l Gemüsebrühe · 1 EL Zitronensaft

1. Eine große Schüssel mit Rinderhack (E) füllen. Den Lauch halbieren, waschen und in halbe Ringe schneiden.
2. Die Zwiebeln pellen und klein schneiden. Karotten und Sellerie schälen, waschen und würfeln. Auf das Rinderhackfleisch (E) die Zwiebeln (M), die Pimentkörner (M), das Lorbeerblatt (M), das Eiweiß (W), die Karotten (W), Lauch (H) und Sellerie (F), die Eigelbe (E) und die Pfefferkörner (M) geben und durchmischen. Alles in einen großen Topf füllen, mit kalter Gemüsebrühe (W) aufgießen, Zitronensaft (H) dazugeben und aufs Feuer (F) bringen. Aufkochen und bei mittlerer Hitze in etwa 50 Min. garen.
3. Den entstehenden Schaum immer wieder abschöpfen, so dass die Consommé klar bleibt.

Humus

Dieses gut verdauliche Mus ist bestes »Nierenfutter« und sehr beliebt bei Jung und Alt. Kichererbsen und Sesam stärken das Wasserelement. Sie spüren förmlich, wie Ihr Körper die Kraft aufnimmt und speichert.

> 200 g Kichererbsen · 1 EL Zitronensaft · 2 Prisen Paprikapulver · 2 Knoblauchzehen · 1 Bund glatte Petersilie · Olivenöl · Pfeffer aus der Mühle · 100 g geschälte Sesamsamen · Meersalz · 200 ml Gemüsebrühe · 4–6 Scheiben Salatgurke · 2 EL schwarze Oliven

1. Die Kichererbsen (W) in reichlich Wasser über Nacht einweichen; mit dem Einweichwasser, Zitronensaft (H) und 1 Prise Paprikapulver (F) in einem Topf bei schwacher Hitze 1 Std. köcheln, dann abkühlen lassen.

2. Inzwischen den Knoblauch schälen, die Petersilie waschen, trockenschütteln und die Blättchen von den Stielen zupfen. 4 EL Olivenöl (E), geschälten Knoblauch (M), Pfeffer (M), Sesam (W), Kichererbsen (W), Salz (W), Gemüsebrühe (W) und Petersilie (H) im Mixer pürieren, bis eine homogene Paste entsteht. Das Mus auf Tellern anrichten, in der Mitte eine Vertiefung eindrücken, mit Gurkenscheiben (H) und Oliven (F) garnieren und 1 Prise Paprikapulver (F) darüber streuen. In die Vertiefung nach Belieben Olivenöl (E) geben.
3. Zarter und feiner wird das Mus, wenn die Kichererbsen vor dem Pürieren einzeln von den Häuten befreit werden. Dies ist zwar mühsam, aber der Aufwand lohnt sich!

Gebratene Seezungenfilets

Dieses leckere Fischgericht unterstützt und stärkt Ihr Wasserelement mit Feuchtigkeit und Energie, fördert also Yin und Yang. Sie können die Seezunge übrigens nach Belieben durch Wels- oder Barschfilet ersetzen.

2 Seezungen à 500 g (oder 8 Seezungenfilets) · 6 EL Gerstenmehl · 2 EL Süßrahmbutter · 2 Schalotten · Meersalz

1. Die Seezungen vom Fischhändler filieren lassen, und jedes Filet zweimal schräg durchschneiden, so dass jeweils drei Teile entstehen.
2. Das Gerstenmehl (W) auf zwei flache Teller verteilen. Die Seezungenfilets (W) mit der Hautseite ins Mehl drücken.
3. Zwei große Pfannen auf mittlere Temperatur erwärmen (F), nach 3–4 Min. die Süßrahmbutter (E) hineingeben und schmelzen lassen.
4. Schalotten (M) pellen und längs halbieren, mit der Schnittfläche nach unten in die Pfannen geben. Die Seezungenfilets mit der mehligen Seite hineinlegen, die dickeren Stücke in die Mitte, die dünneren Endstücke an den Pfannenrand. Die Filets nur von einer Seite braten. Die Pfanne bitte nicht schütteln, sondern ganz in Ruhe lassen.
5. Wenn der Fisch fast ganz weiß ist und oben nur noch ein schmaler, glasiger Streifen zu sehen ist, schalten Sie den Herd aus. Lassen Sie die Filets noch so lange in der Pfanne, bis auch der glasige Streifen eben weiß wird. Dann vorsichtig aus der Pfanne heben, umdrehen und mit der gebratenen Seite nach oben auf vorgewärmte Teller geben. Sparsam salzen (W).

Gesund und lecker kochen für Kinder und Jugendliche

Kinder besitzen von Geburt an fast immer die richtige Intuition, um ihre Nahrung ihrer Konstitution und Bedürfnislage entsprechend auszuwählen. Vertrauen Sie darauf – und bieten Sie Ihrem Kind hochwertige Lebensmittel sowie leckere Gerichte auf Basis der Fünf Elemente an. So unterstützen Sie sie in jeder Lebensphase.

Zahlreiche Untersuchungen in Krippen und Kindergärten haben sich mit der Frage beschäftigt, wie Kinder Nahrung auswählen. Das spannende Ergebnis: Dürfen sie frei wählen, ernähren sich viele Kinder wochenlang fast ausschließlich von einem bestimmten Lebensmittel. Dann wechseln sie abrupt und wählen das nächste, das sie wieder für eine Weile favorisieren. Entsprechende Tests haben gezeigt, dass Kinder mit extremen Langzeitgewohnheiten unterm Strich alle Nährstoffe bekommen, die sie brauchen. Sorgen Sie sich also nicht, wenn Ihr Sprössling wochenlang nur Spagetti ohne Soße verlangt. Er stärkt damit sein Erdelement.
Die wichtigste Voraussetzung ist aber natürlich auch hier: Sorgen Sie für erstklassig produzierte Nahrung, also für ökologische Lebensmittel
› ohne künstliche Hilfsstoffe,
› ohne entwertende industrielle Verarbeitung,
› ohne raffinierten Zucker oder raffiniertes Mehl.

Spagetti aus gebleichtem Industriemehl dienen nur als Magenfüller und spenden keine Energie. Inzwischen gibt es ökologisch produzierte Nudeln, die jeder Konkurrenz standhalten.
Zu erwarten, dass Kinder den überaus verlockenden Angeboten an Fastfood und Schokoriegeln widerstehen können, ist leider illusorisch. Verbote und Maßregelungen helfen allerdings nicht weiter. Dienen Sie Ihren Kindern stattdessen als Vorbild, und lassen Sie sie im Übrigen ausprobieren und entdecken, was diese Welt so alles bietet. Am besten ist es natürlich, wenn Sie Ihr Kind in die Küche einladen und es am Prozess der Nahrungszubereitung beteiligen. Kinder lieben es, in die alltäglichen Verrichtungen der Erwachsenen einbezogen zu werden. Und neben der ak-

tuellen Erfahrung schenken Sie ihnen damit ein wertvolles Lebensmodell: Kochen und Essen als gemeinsame Genusskultur schenkt Ihren Kindern auf ihrem Weg durchs Leben Geborgenheit und Selbstvertrauen.

Die Fünf Elemente im Leben eines Kindes

Kinder sind praktisch immer in Bewegung und verändern sich permanent – beides Charakteristika des Holzelementes. Ein gut balanciertes Holzelement ist daher die Basis für ein gesundes Kinderleben. Allzu ruhige, eher phlegmatische Kinder leiden wahrscheinlich an Stauungen im Holzelement. Extrem unruhige, »hyperaktive« Kinder zeigen dasselbe Ungleichgewicht. Ihnen allen hilft erfrischende, kühlende Nahrung aus dem Holzelement: Zitronen- oder Apfelessigwasser, säuerliche Kompotte sowie frische Äpfel regulieren das Holzelement und bringen es in seinen natürlichen Fluss.

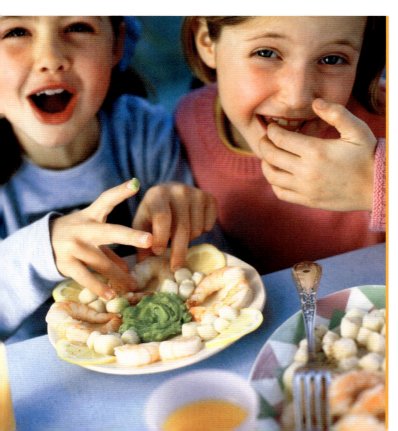

Manche kerngesunden Kinder ernähren sich jahrelang praktisch ohne Obst und Gemüse. Wieder andere verweigern jede gekochte Nahrung. Solange Ihr Kind gesund und unternehmungslustig ist, können Sie ihm jedoch bedenkenlos jede kapriziöse Nahrungsgewohnheit gestatten.

> ### *Ihre Chance für gemeinsame Gesundheit*
>
> Sie als Eltern sind und bleiben – zumindest in den ersten Lebensjahren – die ausschließliche Orientierungsrichtlinie für Ihren Nachwuchs. Ihre Kinder folgen Ihnen so sehr, dass sie dieselben Gewohnheiten, dieselbe Körperhaltung und denselben Tonfall annehmen. Dies ist Ihre Chance für gemeinsame Gesundheit!
> Voraussetzung dafür ist, dass Sie der Persönlichkeit Ihres Kindes Respekt und Anerkennung entgegenbringen. Wir Menschen sind Wesen des freien Willens. Ihre Kinder brauchen von Ihnen zuallererst die Ermutigung, dass sie selbst eine innere Weisheit besitzen, die sie richtig führt. Bieten Sie Ihrem Kind in puncto Ernährung klug durchdachte Wahlmöglichkeiten an. Besprechen Sie anschließend die Beobachtungen, die Ihr Kind mit seiner Wahl machen konnte. Fragen Sie nicht nur »Wie hat's geschmeckt?«, sondern auch »Was sagt denn dein Bauch zu diesem Essen?«

Ein starkes Erdelement verleiht Sicherheit und Stabilität

Kinder mit Wachstumsstörungen, sehr niedrigem Körpergewicht oder Essproblemen zeigen eine Dysbalance im Erdelement. Manchmal ist zusätzlich das Wasserelement im Ungleichgewicht. Viel wärmende, heiße und neutrale Nahrung aus dem Erd- und Wasserelement verschafft ihnen Stabilität. Manche Kinder benötigen einige Zeit, um sich in diesem Leben zurechtzufinden. Dabei stärkt ein energievolles Wasserelement die ursprüngliche Lebenskraft. Das ausgewogene Erdelement schenkt Geborgenheit und unterstützt die soziale Anbindung.
Auch Übergewicht weist auf eine Dysbalance im Erdelement hin. Die Energie stagniert, Schlackenstoffe sammeln sich an, seelischer Kummer lagert der Körper in Form von Fettpolstern ein. Gleichzeitig besteht meist ein Stau im Holzelement, so dass sich die natürlichen Entgiftungsprozesse verlangsamen. Erfrischende Nahrung im Holzelement, warme und neutrale Nahrung im Erdelement und reichlich frisches Wasser – ab und zu mit einem Spritzer Zitronensaft oder einigen Blättchen Zitronen-

melisse angereichert – lösen das Ungleichgewicht und ermöglichen neue Wege zu schlanker Beweglichkeit.

Zeiten des Übergangs

Kinder mit häufigen Infekten der Atemwege zeigen eine Dysbalance im Metallelement. Dieses Phänomen entsteht oft in Übergangszeiten, die von Abschied, Wandlung und Neubeginn gekennzeichnet sind, wie die Zeit des Abstillens, der Kindergarten- und Schuleintritt, die Latenzzeit zwischen achtem und neuntem Lebensjahr und natürlich die Pubertät. Seien Sie in diesen Zeiten nachsichtig mit Ihrem Nachwuchs – und sorgen Sie für gut balancierte Nahrung im Metallelement. Ein paar pikante Gemüsechips, eine Knoblauchsoße zum Gemüse (Rezept Seite 167), eine wärmende, pikante Brühe, die Yin und Yang gleichermaßen stärkt (Rezepte im Kapitel »Stärkende Fünf-Elemente-Gerichte«, ab Seite 171) sowie Pfefferminztee wirken stärkend und unterstützend.

Feuerelement im Gleichgewicht

Von seltenen Ausnahmen abgesehen ist das kindliche Feuerelement fast immer im Gleichgewicht. Herz-Kreislauf-Probleme tauchen frühestens im Jugendlichenalter auf und sind auch dann noch selten und eher vegetativ, also nicht organisch verursacht. Kinder sind von Natur aus der Inbegriff von Freude. Selbst schwierige Zeiten, schreckvolle Momente und unschöne Ereignisse lassen sie los, um sich wieder der Freude zuzuwenden – vorausgesetzt, es handelt sich nicht um tief gehende, traumatische Erlebnisse. Das Feuerelement ist also in der Regel gut geschützt.

Die Elemente in den verschiedenen Phasen der Kindheit

Folgende Schwerpunkte sollten Sie Ihren Kindern in der Fünf-Elemente-Ernährung während der einzelnen Lebensphasen anbieten:
> Beim Neugeborenen ist die optimale Ernährung immer die Muttermilch. Ansonsten steht monatelang das Erdelement im Vordergrund. Alle natursüßen Obst-, Gemüse- und Getreidesorten bilden jetzt die passende Nahrung. Hirseflocken, Dinkel, Karotte stärken das Erdelement und helfen Ihrem Baby, sich gut in dieser Welt zu verankern.

› Wächst Ihr Kind zum Kleinkind heran, beginnt es zu krabbeln, zu turnen und zu laufen, so fordern die vielen neuen, aufregenden Bewegungen und Erfahrungen das Holzelement heraus. Leicht säuerliche Früchte oder roter Früchtetee balancieren die Energie. Dies gilt auch weiterhin für alle Zeiten großer Bewegung – innen wie außen; seelisch wie körperlich – und ganz besonders für die oft anstrengenden und turbulenten Trotzphasen.
› In Kindergarten- und Schulzeit und bis zum Beginn der Pubertät braucht Ihr Kind meist ausgewogene Kost aus allen Elementen. Zeigt es Auffälligkeiten eines besonderen Elementes, ist es beispielsweise besonders zornig, traurig oder zurückgezogen, so weist das auf energetische Ungleichgewichte hin. Meist lässt sich dies durch die passende Ernährung ausgleichen. Nutzen Sie hier bitte die Hinweise in den einzelnen Elemente-Kapiteln ab Seite 50.
› Die große Trotzphase im Leben eines jeden Menschen beginnt mit der Pubertät. Wieder wird etwas Neues geboren – der individuell geprägte Heranwachsende bereitet sich auf die Zeit als Erwachsener vor. Die Hormone fahren Achterbahn, das Holzelement steht unter Höchstspannung und sollte daher besonders gut unterstützt werden.

Rezepte

Um Ihre Kinder auf den Fünf-Elemente-Geschmack zu bringen, eignen sich die folgenden Lieblingsgerichte, mit denen Sie immer richtig liegen. Die Rezepte sind jeweils für vier Personen berechnet:

Gemüsechips

Diese Leckerbissen spenden wärmende Yang-Energie. Gleichzeitig wird die Leber erfrischt. So kommt Bewegung in den Zyklus der Elemente, und Ihre Kinder bedanken sich bei Ihnen mit Freude und Lebendigkeit.

> 8 große Kartoffeln · 4 große Zucchini · 4 große Karotten · 500 g Muskatkürbis · Olivenöl · Pfeffer aus der Mühle · Meersalz · Zitronensaft

FÜNF-ELEMENTE-KÜCHE IM ALLTAG

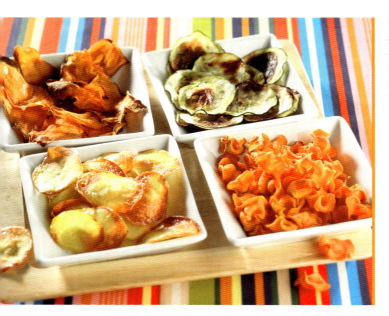

Gemüsechips sind eine schmackhafte und bei Kindern beliebte Alternative zu Kartoffelchips. Und natürlich viel gesünder.

1. Das Gemüse waschen. Kartoffeln, Karotten und Kürbis schälen. Alles in dünne Scheiben hobeln. Den Ofen auf 150° vorheizen (F). Vier Bleche mit Olivenöl (E) einpinseln und die vier Gemüsesorten (E) jeweils auf einem Blech verteilen. In den Backofen schieben und in ca. 50 Min. knusprig braun werden lassen. Herausnehmen, mit Pfeffer (M) bestäuben, mit Meersalz (W) sparsam salzen und mit Zitronensaft (H) besprenkeln.

Schnitzel

Nicht nur Kinder lieben es. Dieses Lieblingsgericht bildet einen »typisch europäischen« Beitrag zur Fünf-Elemente-Küche: Bereits das Original füttert Erd- und Holzelement mit wärmender und erfrischender Energie.

> 4 dünne Kalbsschnitzel aus Oberschale oder Rücken · 2 Eier ·
> 150 g Semmelbrösel · 2 EL Süßrahmbutter · Pfeffer · Meersalz · 8 Stängel Petersilie · 4 dicke Scheiben Zitrone · 4 Prisen Paprikapulver

1. Die Schnitzel mit der Hand flach klopfen. Die Eier (E) aufschlagen, in einen tiefen Teller geben und mit einer Gabel kräftig verquirlen.
2. Die Semmelbrösel (E) auf einen flachen Teller geben. Die Schnitzel erst in den Eiern, dann in den Semmelbröseln wenden.
3. Eine große Pfanne aufs Feuer (F) stellen, mittlere Temperatur einstellen und heiß werden lassen, dann die Süßrahmbutter (E) darin schmelzen lassen. Die Schnitzel einlegen und ca. 5 Min. braten, ohne sie zu bewegen, wenden und nochmals 5 Min. braten.
4. Mit Mühlenpfeffer (M) würzen, mit Meersalz (W) bestreuen, die gewaschenen Petersilienstängel (H) und die Zitronenscheiben (H) auflegen, je eine Hälfte der Zitronenscheiben mit Paprikapulver (F) bestreuen.

Crêpes

Dieser leckere Genuss, den wohl kaum einer verschmäht, ist gleichzeitig ein guter Energiespender: Besonders Wasser-, Holz- und Feuerelement werden mit erfrischender Yin-Kraft gefüttert.

> 8 Eier · 50 g Rohrzucker · 50 ml Milch · 1 Prise Zimt · Meersalz ·
> 1 EL Zitronensaft · 300 g Weizenmehl · 6 EL Süßrahmbutter
> **Zum Bestreichen:** 1 Glas Zitronenmarmelade · 1 Glas Erdbeermarmelade

1. Die Eier (E) aufschlagen und in eine hohe Schüssel geben. Rohrzucker (E), Milch (E), Zimt (M), Meersalz (W) und Zitronensaft (H) zugeben und mit dem Handmixer oder Schneebesen kräftig aufschlagen.
Das Weizenmehl (F) sieben und zügig in die Eiermasse einrühren, bis ein flüssiger Teig entsteht. Zum Schluss noch 2 EL Süßrahmbutter (E) in einem heißen Topf flüssig werden lassen und einrühren.
2. Eine Pfanne bei mittlerer Temperatur aufs Feuer (F) bringen und etwas Süßrahmbutter (E) darin schmelzen lassen. Etwas Teig in die Mitte geben und die Pfanne so schwenken, dass der Teig sich dünn darin verteilt. Die Crêpe von jeder Seite ca. 2 Min. backen.
3. Die Pfanne evtl. mit etwas Küchenpapier reinigen, neue Süßrahmbutter hineingeben und das Ganze wiederholen, bis der Teig verbraucht ist. Die fertigen Crêpes im Ofen warm halten. Am Schluss mit Marmelade (E) bestreichen, zusammenrollen – und genießen!

ZUM NACHSCHLAGEN

Bücher, die weiterhelfen

Bander, Ratziel: **Hsin Tao. Der sanfteste Weg zu Gesundheit und langem Leben.** Lotos, München

Bodenschatz-Li, Christine: **Chinesische Medizin für den Alltag.** GRÄFE UND UNZER, München

Cramer, Annette: **Tinnitus. Wirksame Selbsthilfe durch Musiktherapie.** Mit 2 Audio-CDs. Karl F. Haug, Stuttgart

Dilts, Robert: **Identität, Glaubenssysteme und Gesundheit.** Junfermann, Paderborn

Fahrnow, Ilse-Maria: **Jin Shin Jyutsu. Die Heilkraft Ihrer Hände – Ein Praxisbuch.** Knaur, München

Fahrnow, Ilse-Maria: **Die Heilkraft Ihrer Hände. Selbsthilfe mit Jin Shin Jyutsu.** Knaur, München

Fahrnow, Ilse-Maria und Jürgen: **Mit Fünf Elementen in lukullische Sphären.** DVD

Fahrnow, Ilse-Maria und Jürgen: **Die Göttin des neuen Jahrtausends.** Falk-Verlag, Seeon 2006

Fahrnow, Ilse-Maria und Jürgen: **The Startraveler.** Verlag Viamar inc. USA 2006

Fahrnow, Ilse-Maria und Jürgen: **Leichtnahrung.** Verlag Ullstein Allegria, Berlin 2007

Fahrnow, Ilse-Maria und Jürgen: **Gespräche mit Sirius. Band 1: Ein größeres Bild der Realität (2008). Band 2: Die neue Energie der Liebe (2009).** Verlag Ullstein Allegria, Berlin

James, Tad und Woodsmall, Wyatt: **Time Line.** Junfermann, Paderborn

James, Tad: **Time Coaching.** Junfermann, Paderborn

Kaptchuk, Ted J.: **Das große Buch der chinesischen Medizin.** Heyne, München

Kessler, Nicola und Kührt, Christiane: **Jin Sjin Jyutsu.** GRÄFE UND UNZER, München

Langen, Dietrich: **Autogenes Training.** GRÄFE UND UNZER, München

Bücher und Adressen, die weiterhelfen

Lao Tse: **Tao Te King.** Hugendubel, München

Mertens, Wilhelm und Oberlack, Helmut: **Qigong. Entspannt, gelassen und hellwach.** Mit Audio-CD. GRÄFE UND UNZER, München

Montignac, Michel und Finck, Hans: **Die Montignac-Methode für Einsteiger.** Artulen, Offenburg

Pollmer, Udo (u.a.): **Prost Mahlzeit! Krank durch gesunde Ernährung.** Kiepenheuer & Witsch, Köln

Pollmer, Udo (u.a.): **Vorsicht Geschmack. Was ist drin in Lebensmitteln.** Rowohlt, Reinbek

Ravnskov, Uffe und Pollmer, Udo: **Mythos Cholesterin. Die zehn größten Irrtümer.** Hirzel, Stuttgart

Schwind, Peter: **Alles im Lot. Eine Einführung in die Rolfing-Methode.** Knaur, München

Temelie, Barbara: **Ernährung nach den Fünf Elementen.** Joy, Sulzberg

Trökes Anna: **Yoga zum Entspannen.** Mit CD. GRÄFE UND UNZER, München

Adressen, die weiterhelfen

Deutsche Ärztegesellschaft für Akupunktur e.V. (DÄGfA)
Würmtalstraße 54
81375 München

Österreichische Wissenschaftliche Ärztegesellschaft für Akupunktur
Schwindgasse 3/9
A-1040 Wien

Schweizerische Ärztegesellschaft für Akupunktur (SAGA-TCM)
Postfach 2003
CH-8021 Zürich

Zentralverband der Ärzte für Naturheilverfahren und Regulationsmedizin e.V. (ZÄN)
Promenadenplatz 1
72250 Freudenstadt

Bei Fragen zum Thema Fünf Elemente, Jin Shin Jyutsu und Leben in stressfreier Balance wenden Sie sich bitte an:
Dr. med. Ilse-Maria Fahrnow und Jürgen Heinrich Fahrnow
Waldaweg 33
86919 Utting am Ammersee
www.alleelemente.de
www.drfahrnow.eu

Alphabetisches Nahrungsmittelverzeichnis

Die Lebensmittel mit Zuordnung zu den Fünf Elementen und thermischen Qualitäten

Abkürzungen:
H = Holz   h = heiß
F = Feuer w = warm
E = Erde   n = neutral
M = Metall kü = kühl
W = Wasser ka = kalt

Aal (Ww)
Äsche (Wn)
Agar-Agar (Wn)
Alge (Wka)
Altbier (Fkü)
Ananas (Hka)
Angelikawurzel (Fh)
Anis (Eh/Wh)
Apfel (Hkü/Ekü)
Apfelwein (Hkü)
Aprikose (Fw/Ew)
Aubergine (Ww)
Auslesewein (Hn)
Austernpilz (Eka)
Avocado (Ekü)

Bachkrebs (Hh/Wh)
Badischer Wein (Hkü)
Balsamessig (Hw)
Bambussprossen (Hka)
Banane (Eka)
Bärenkrebs (Hh/Wh)
Bärlauch (Mh)
Barsch (Wn)
Basilikum (Hw/Fw)
Beifuß (Fw)
Birne (Ekü)
Bitterschokolade (Fw)
Blattsalate (Hkü)
Blauschimmelkäse (Mw/Ww)
Blumenkohl (En)
Blutwurst (Fka)
Bohnen, grüne (Hkü/Wkü)
Bohnenkeimlinge (Hkü)
Bohnenkerne, getrocknet (Wkü)
Bohnenkraut (Mn)
Bordeaux AC (Fkü)
Borretsch (Hkü)
Brennnessel (Hw)
Brokkoli (En)
Brombeere (Hkü)
Brot (Eka)
Brunnenkresse (Mkü)
Buchweizen (Fw)
Butter (Ekü/Wkü)

Cayennepfeffer (Mh)
Champagner (Hka)
Champignon (Eka)
Chardonnay (Hn)
Chianti (Fka)
Chicorée (Fkü)
Chili (Mh)
Chinakohl (Eka)
Clementine (Hn)
Cognac (Fh)
Curry (Mh)

Dattel (En)
Dill (Ekü/Hkü)
Dinkel (Ew)
Dorsch (Wkü)
Drachenfisch (Wka)

Eigelb (Ew/Ww)
Eisbergsalat (Fkü/Ekü)
Eiswein (Hw)
Eiweiß (Wkü)
Elsässer Wein (Hkü)
Endiviensalat (Fkü)
Ente (Hkü/Wkü)
Entenleber (Hka/Fka)
Erbse (Ekü)
Erdbeere (Hkü)
Erdnüsse, ungesalzen, geröstet (Mw)
Essig >7% Säure (Hh)
Essigessenz >20% Säure (Hh)
Essiggemüse (Hka)
Estragon (Hn)

Fabrikzucker (Eka)
Fasan (Mw)
Feige (En)
Felchen (Wh)
Feldsalat (Fn)
Fenchel (Ew/Ww)
Fenchelsamen (Eh)
Fencheltee (Ew)
Fisch, geräuchert (Wh)

Alphabetisches Nahrungsmittelverzeichnis

Fischsuppe (Wka)
Flaschenkürbis (Hn/Wn)
Flunder (Wkü)
Flusskrebs (Hh/Wh)
Forelle (Wh)
Frischkäse (Wkü)

Gans (Mn)
Gänseleber (Hka/Fka)
Garnele (Wh)
Gartenkresse (Mn)
Gemüsesaft (Ekü)
Gemüsezwiebel (Mka)
Gerste (Ekü/Wkü)
Gerstenmalz (Eh)
Gewürzwegerich (Hw)
Glühwein (Fh)
Goldbrasse (Ww)
Granatapfel (Fka)
Grapefruit (Fkü)
Graupen (Ekü)
Grillfleisch (Fh)
Grünkern (Hn/En)
Gurke (Hka/Fka)

Hafer (Fkü)
Haferflocken (Fka)
Hagebutte (Hn/Fn)
Hagebuttentee (Hkü)
Hai (Wka)
Hase (Mkü)
Haselnuss (Hw)
Hefe (Hw)
Heidelbeere (Hkü)
Heilbutt (Wkü)
Hering (Wn)

Hibiskustee (Hkü)
Himbeere (Hw/Ww)
Hirsch (Mh/Wh)
Holunderbeere (Fkü)
Honig (Eh)
Huhn, aus Bodenhaltung (Mw)
Huhn, aus Käfighaltung (Hkü)
Hühnerleber (Fw)
Hummer (Hh/Wh)

Ingwer (Mh)

Jogurt (Hka)
Johannisbeere (Hkü)
Johannisbrotmehl (En)

Kabeljau (Wkü)
Kaffee (Fw)
Kakao (Fw)
Kaktusfeige (Ew)
Kalbfleisch (En)
Kalbshirn (Wka)
Kalbskopf (Eka)
Kalbskutteln (En)
Kalbsleber (Hkü)
Kalbsniere (Wkü)
Kaninchen (Hka)
Kapern (Fw)
Kapuzinerkresse (Mn)
Karambole (Hka)
Kardamom (Mw)
Karpfen (Wn)
Kartoffel (En)
Käse (Ekü/Wkü)
Kaviar (Wh)

Kefir (Hka)
Kerbel (En/Hn)
Kichererbse (Ekü/Wkü)
Kirsche (Hw/Ww)
Kirschsaft (Fkü)
Kiwi (Hka)
Klebreis (Ew)
Knollensellerie (Fn/Mn)
Kohlrabi (Mkü)
Kohlrübe (Fka)
Kokosnuss (Ekü)
Kolbenhirse (En/Wn)
Koriander (Mw)
Korinthen (Ew)
Kreuzkümmel (Mw)
Kümmel (Ww)
Kürbis (Eka)
Kürbiskern (Ww)
Kürbiskernöl (Hkü)

Lachs (Wh)
Lakritze (Eh)
Lammfleisch (Fw/Ww)
Lammleber (Hw)
Langkornreis (Mkü)
Languste (Hh/Wh)
Lauch (Hw/Mw)
Leinsamen (Fw)
Leinsamenöl (Fkü)
Liebstöckl (Mw)
Likör (Eh)
Linsen (Ekü/Wkü)
Lorbeer (Fw/Mw)
Löwenzahn (Hka/Fka)

185

ZUM NACHSCHLAGEN

Madeira (Fh)
Mais (En)
Maisöl (Ekü)
Majoran (Fw)
Makrele (Ww)
Malventee (Hkü)
Malzbier (En)
Malzzucker (Eh)
Mandarine (Hn)
Mandeln (Fw/Ew)
Mango (Eka)
Mangold (Hka)
Marmelade (Ew)
Marone (Wn/En)
Maronenpilz (Eka)
Marzipan (Ew)
Maulbeere (Wka)
Meeraal (Wkü)
Meerrettich (Fh/Mh)
Melasse (Eh)
Melisse (Hn)
Milch (Ekü)
Mineralwasser (Wka)
Mirabelle (En)
Miso (Wka)
Mispel (Hw/Fw)
Mohn (Fw)
Möhre (En/Wn)
Morchel (Eka)
Moselwein (Hka)
Muschel (Wn)
Muskat (Fh)
Muskatkürbis (Eka)

Nelke (Mw/Ww)
Nudeln (Ekü)
Nüsse (Ew)

Obstsaft (Ekü)
Okra (Ew)
Olive (Fkü)
Olivenöl (Ekü)
Ölsamen (Ew)
Orange (Hkü)
Oregano (Fw)

Palmenmark (Fka)
Pampelmuse (Hka)
Papaya (Ekü)
Paprikapulver (Fn)
Paprikaschote (Ew)
Passionsfrucht (Hw)
Pektin (En)
Peperoni (Mh)
Perlhuhn (Mw)
Perlzwiebel (Mkü)
Petersilie (Hn)
Petersilienwurzel (En)
Pfälzerwein (Hkü)
Pfeffer, schwarz (Mw)
Pfeffer, weiß (Mh)
Pfefferminze (Mka)
Pfifferling (Eka)
Pfirsich (Mn)
Pflaume (Hn/Wn)
Physalis (Hw)
Pils (Fkü)
Piment (Mh)
Portwein (Fh)
Preiselbeere (Fn)

Quark (Hka)
Quinoa (En/Wn)
Quitte (Fkü)

Radicchio (Fn)
Radieschen (Mkü)
Rapsöl (Mw)
Rapunzelsalat (Fn)
Rebhuhn (Mw)
Rehwild (Mw)
Rettich (Mkü)
Rhabarber (Hka)
Riesling, jung (Hka)
Rinderherz (Fn)
Rinderleber (Hn)
Rinderniere (Ww)
Rindfleisch (Ew)
Rioja (Fn)
Risottoreis (Eka)
Rochen (Wka)
Roggen (Ekü)
Rosenkohl (Fw/Ew)
Rosenpaprika (Fw)
Rosinen (Ww)
Rosmarin (Fw)
Rote Bete (Fkü)
Rotkraut (Wka)
Rotwein, jung, gerbstoffreich (Fka)
Rotzunge (Wkü)
Rucola (Hka/Fka)
Rundkornreis (Ekü)

Saarwein (Hka)
Safran (Fh)
Saibling (Wh)
Salami, roh (Wh)
Salbei (Fw)
Salz (Ww)
Sardine (Wn)
Sauerampfer (Hn)

Alphabetisches Nahrungsmittelverzeichnis

Sauerkirsche (Hkü)
Sauerkirschsaft (Hkü)
Sauerkraut (Hkü)
Sauermilch (Hkü)
Saure Sahne (Hkü)
Schaffleisch (Fw/Ww)
Schalotte (Mkü)
Schellfisch (Wkü)
Schinken, roh (Wh)
Schlehe (Fw)
Schleie (Wn)
Schnaps, 32% Vol. (Hh/Wh)
Schnecke (Wn)
Schnittlauch (Mw)
Schokolade (Ew)
Scholle (Wkü)
Schwarzwurzel (Eka)
Schweinefleisch (Ww)
Schweineherz (Fn)
Schweineleber (Hw)
Schweineniere (Wkü)
Schweineschmalz (Ekü)
Schwertfisch (Ww)
Seeforelle (Wh)
Seeigel (Wka)
Seeteufel (Wkü)
Seewolf (Wka)
Seezunge (Wkü)
Senf (Mw)
Sesam (Hw/Ww)
Sesamöl (Hkü/Ekü/Wkü)
Sojabohne (Wkü)
Sojamilch (Ekü)
Sojasoße (Wka)
Sonnenblumenöl (Ekü)

Spargel (Fka)
Spargelbohne (Eka)
Spinat (Hka)
Sprossen (Hkü)
Stachelbeere (Hkü)
Staudensellerie (Hkü)
Steinbutt (Wkü)
Steinpilz (Eka)
Sternanis (Mh/Wh)
Stockfisch (Ww)
Stör (Ww)
Sultanine (Ew)
Süßholz (Eh)
Süßkartoffel (Hn/En)
Süßkirsche (Fn)
Süßwassergarnele (Hh)

Taschenkrebs (Wka)
Taube (Ww)
Tee, schwarz und grün (Fw)
Thymian (Mw)
Tintenfisch (Wkü)
Tofu (En/Wn)
Tomate (Hka)
Trüffel, schwarz (Ww)
Trüffel, weiß (Wh)
Truthahn (En)
Tunfisch (Ww)

Vanille (Ew)

Wacholderbeere (Fh)
Wachtel (Mw)
Waldschnepfe (Mw)
Walnuss (Ew/Ww)
Wassermelone (Eka)

Weinessig (Hw)
Weintraube (Hn/Wn)
Weißdorn (Ww)
Weißkraut (Wka)
Weizenbier (Fkü)
Weizenflocken (Fka/Wka)
Wels (Wn)
Wildente (Mw)
Wildkaninchen (Mkü)
Wildreis (Wn)
Wildschwein (Mw)
Wirsing (Wkü)
Worcestersauce (Wka)

Ziege (Fw/Ww)
Ziegenmilch (Wkü)
Zimt (Mh/Wh)
Zitronenblätter (Fh)
Zitronengras (Fh/Mh)
Zucchini (En)
Zucker, raffiniert (Eka)
Zuckerschote (Ew)
Zwiebel (Mkü)
Zwiebellauch (Mkü)

Sachregister

Abschied 84 f., 87, 130 f.
Akupressur 128
Akupunktur 13, 15
Albträume 64
Angst 96 f.
Ängstlichkeit 96
Antibiotika 129 f.
Äpfel 159
Apfelessig 159
Ärger 50
Atementspannung 126 f.
Atemübungen 16
Atemwege, Erkrankungen der 87
Atmung 16, 88, 126 f.
Augen 111 f.
Augen-Entspannung 112

Bauchspeicheldrüse 72
Begeisterungsfähigkeit 117
Beinwell 122
Bewegung,
  körperliche 110
  passive 111
Bewegungsübungen 13
Bindegewebe 72, 74, 122, 133
Biokiste 165
bitter 63 f.
Blähungen, schmerzhafte 130

Blase 133
Blockaden 24
Burmeister, Mary 109

Chaos-Physik 29

Daoismus 17
Depressionen 51
Diäten 145
Diätetik, chinesische 11
Diätplan 13
Dickdarm 128 f.
Dilts, Robert 137, 146, 148
Dilts-Pyramide 146 ff.
Dünndarm 116
Durchbruch 96
Durchfall 87, 130

Echinacea 130
Eingebungen 119
Einstein, Albert 18
Elemente-Tests
  – Holz 53
  – Feuer 64
  – Erde 75
  – Metall 87
  – Wasser 98
Energie der Nahrung 11
Erbenergie 16, 95
Erdelement 72 ff., 119 ff., 153 f.
Ernährung 15
Ernährungslehren, westliche 10
Ernährungstipps 21 ff.
Ernte 72

Erschöpfungszustand 170
Essen richtig genießen 47
Essprobleme 177
Essstörungen 74
Essverhalten 147

Familienbande 120
Feuer 61
Feuerelement 61 ff., 114 ff., 153
Fisch 24, 100
Flüssigkeitseinlagerungen 41
Freude 62, 117
Frühling 50, 112
Fünf-Elemente-Modell 28, 30
Funktionen, körperlich-seelische 38
Funktionskreise 29, 33 f.
Fütterungszyklus 30 f., 40

Gallenblase 52, 112
Gäste bewirten 42 f.
Geburt, dynamische 96
Gedächtnis 64
Gedankenstärkung 120
Geschmack 31, 33, 39
Geschmacksqualitäten 38
Gesundheit 12, 29, 40
Gewicht verlieren 144 ff.
Ginkgo 115

Glaubenssätze 147 f.
Glück 63

Haltung, innere 46
Heißhunger 77
Heißhungeranfälle 75
Herbst 84, 86
Herz 61
Herzensfreude 63
Herzklopfen 65
Herz-Kreislauf-Training 115
Hesse, Hermann 35
Hitze 19, 41, 63 f., 116
Hitzestau 25
Holzelement 50 ff., 110 ff., 153, 159f., 169

Identität 144 f., 149f.
Immunsystem 129
Industriezucker 129, 160
Infektanfälligkeit 130
Insulin 22

James, Tad 139
Jin Shin Jyutsu 109, 114, 118, 124, 132, 140

Kälte 41, 95, 97, 134
Kartoffel 80
Kinder 175 ff.
Klimafaktoren 37
Knochen 133
Kolbenhirse 83
Kontrollzyklus 30 f.
Kopfschmerzen 53
Körpersprache 41

Kraftsuppen 169
Krankheit 15, 29, 108 f.
Krankheiten, chronische 164
Kühle 131
Kuhmilch 154

Lachen 117
Lebensangst 140
Lebensweg 137 ff.
Leber 50ff., 112 f., 159
Leber-Qi-Stau 51, 54, 165
Lieblingsrezepte ergänzen 46
Loslassen 130f.
Löwenzahn 56 f., 112
Lunge 84
Lungen-Funktionskreis 87, 131
Lungen-Qi 89

Manie 63
Massagen 13, 16
Medizin, östliche 13
Metallelement 84 ff., 125 ff., 154 f.
Mikrowelle 159
Mikrowellennahrung 154
Milz 72
Milz-Funktionskreis 83
Milz-Qi-Schwäche 165
Moxabehandlungen 134 f.
Murai, Jiro 109
Musik 136 f.

Nahrung 16
Nahrung als Heilmittel 10
Nahrungsenergie 34
Nasendusche 128
Neubeginn 84, 96, 112, 130
Nieren 45f., 95 ff., 133 f., 140
Nierenenergie 16, 83, 133 f.
Nieren-Qi 100

Öffner 34
Ohren 135f.
Öl-Ziehen 116

Pflanzenarznei 13
Phantasiereise 122
Physik, moderne 18
Prozesse, rhythmische 28

Qi 15 f., 95
Qigong 15 f.

Rohkost-Fans 21
Rolf, Ida 133
Rolfing 133
Rückenschmerzen 97
Rucola 33

Salat 158 f.
salzen 44 f.
Salziges 97
Saures 53
Schachtelhalm 122
Schärfe 24 f.

ZUM NACHSCHLAGEN

Scharfes 86
Schmerz 41, 52
Schmerzzustände 52
Schwächezustände 169 f.
Schweiß, kalter 19
Schweißausbrüche, nächtliche 99
Selbstbewusstsein 109
Selbsterkenntnis 125
Selbstheilungskräfte 92, 108
Selbstpflege 111
singen 137
Sommer 61
Sorgen 73 f.
Spätsommer 72
Stagnation 13, 15, 170
Stille 136
Stress 51, 77, 159, 164
Süßes 74 f.
Symptome, widersprüchliche 27

TCM 12 ff.
Thermik 31 f., 39
Tiefkühlkost 154
Time-Line-Therapie 139
Trauer 84 ff.
Trinken 132
Trockenheit 84 ff., 116, 131
Trommeln 125

Übergewicht 74 f.
Übersäuerung 164 f.
Unruhe 64, 96
Untergewicht 74

Veränderungsprozesse 146
Vernetzung 119 ff.
Verstopfung 87, 130
Vision 140
Visionen 137
Visionsarbeit 139
Visualisierungsübungen 112, 130, 137, 151
Völlegefühl 75

Wachstumsstörungen 177
Wagenlenker 62
Wasser 23, 25, 153 ff., 164
Wasserelement 95 ff., 133 ff., 155
Weißdorn 115
Weißwein 26, 153
Wind 52, 112
Winter 95, 97
Wut 113 f.

Yangisieren 23
Yang-Überschuss 19
Yin und Yang 16 ff.
Yinisieren 26
Yin-Überschuss 19 f.
Yin-Yang-Ungleichgewicht 27

Zellentgiftung 23
Zerkleinern der Nahrung 22
Zunge 116
Zuordnungen der Elemente 32

Rezeptregister

Blauschimmelcreme auf Weißbrot 89
Buchweizengrütze mit Preiselbeeren 66

Consommé 173
Crêpes 181

Dorschrücken mit Senfsoße und Wildreis 102

Endiviensalat mit gebratener Hühnerleber 67

Fenchel-Möhren-Gemüse 81
Frenchtoast 168

Gebratene Seezungenfilets 174
Gebratenes Gemüse mit Knoblauchsoße 167
Gemüsebratlinge 162
Gemüsechips 179
Gemüsekraftbrühe 171
Gerstenrisotto mit Aprikosenkompott 77
Geschmortes Weißkraut mit Kürbiskernen 103
Grüne-Bohnen-Tomaten-Gemüse 57
Grünkernmüsli mit Sauerkirschen 55

Dank

Hackbällchen 166
Humus 173

Kalbfleischröllchen mit Salzkartoffeln 79
Kaninchenkeulen mit Pesto 59
Kartoffel-Karotten-Suppe 78
Knusprige Perlhuhnbrust auf Stampfkartoffeln 93
Kolbenhirse mit Zitrone und grünem Pfeffer 83
Kross gebratener Saibling 105

Lammspießchen auf Rosmarin 68
Lauchpfanne mit Tofu 90
Löwenzahnsalat mit Ei und Brotwürfeln 56

Makrelenmus 101

Safranrisotto 70
Salat Libero 70
Salzkartoffeln 80
Schnitzel 180
Schwarze Bohnenpaste 160
Staudensellerie mit gebratener Entenleber 58
Sushi mit Lauch und Karotten 161

Süßkartoffelsalat 92

Tramezzini mit Schinken, Tomate und Rucola 163

Weizenflocken mit Orangenfilets 100

Zwiebelsuppe mit Käsecroûtons 90

Wir danken …

… Himmel und Erde, die alle Nahrung wachsen lassen. Ohne diesen großzügigen Planeten und die Energie des Universums würden wir nicht existieren.
… den Landwirten und allen Menschen, die es sich zur Lebensaufgabe gemacht haben, wertvolle Nahrung für uns zu produzieren.
… unseren Lehrerinnen und Lehrern, die uns die Traditionelle Chinesische Medizin sowie andere Weisheitslehren nahe brachten.
… allen Patienten, Kursteilnehmern und Freunden, die uns als Spiegel dienen.
… Ilona Daiker vom GRÄFE UND UNZER VERLAG, die uns bereits 1999 darin unterstützte, die erste Ausgabe dieses Buches auf den Weg zu bringen.
… Monika Rolle und Anja Schmidt, die gemeinsam mit Ilona Daiker diese überarbeitete Neuauflage entstehen ließen.
… unserer Agentin Christina Gattys, die auch dieses neue Projekt aufmerksam und liebevoll begleitet hat.
… unserem Sohn Alexander dafür, dass er dieses Buch für uns in eine zeitgemäße, digitale Form gesetzt hat.
Und nicht zuletzt danken wir Ihnen, liebe Leserin, lieber Leser, dass Sie beschlossen haben, sich und Ihre Lieben optimal zu nähren!

IMPRESSUM

© 2005 GRÄFE UND UNZER VERLAG GMBH, München Erweiterte und aktualisierte Neuausgabe von "Fünf Elemente Ernährung", GRÄFE UND UNZER VERLAG GmbH, ISBN 3-7742-4346-8 (Erstausgabe 1999)
Alle Rechte vorbehalten. Nachdruck, auch auszugsweise, sowie Verbreitung durch Film, Funk, Fernsehen und Internet, durch fotomechanische Wiedergabe, Tonträger und Datenverarbeitungssysteme jeder Art nur mit schriftlicher Genehmigung des Verlages.

ISBN 978-3-7742-6672-8

5. Auflage 2009

Programmleitung: Ulrich Ehrlenspiel
Redaktion: Monika Rolle
Lektorat: Anja Schmidt
Bildredaktion: Natascha Klebl
Layout: independent Medien-Design, Ngoc Le-Tümmers
Herstellung: Gloria Pall
Satz: Dorothee Griesbeck, Die Buchmacher, München

Repro: Longo AG, Bozen
Druck und Bindung: Printer, Trento
Fotoproduktion (Food): Katja Dingel (Wuppertal)

Weitere Fotos:
Corbis: S. 5, 19, 61, 84, 95, 154, 165, Innenklappe hinten. Getty: Innenklappe hinten, Poster (Erde), S. 72. GU-Archiv: U4 (H. Bischof); S. 3, 106–107, 117 (J. Rickers); 3, 17, 26 (A. Hoernisch); 31 (Illustration, H. Vignati); 75 (N. Olonetzky); 110, 127 (B. Büchner); 113 (T. Roch); 115 (L. Lenz); 129 (C. Losta); 135, 136 (M. Jahreiß); 145 (M. Weber). Jump: U1, S. 12, 14, 38, 44, 123, 151. Mauritius: S. 36, 138. Okapia: Poster (Holz, Metall, Wasser). Premium: Poster (Feuer). Roeder, Jan: U3. Stock Food: S. 25, 157. Zefa: S. 4, 5, 22, 42, 50, 99, 121, 142–143, 158, 176, Innenklappen hinten.

Umwelthinweis
Dieses Buch wurde auf chlorfrei gebleichtem Papier gedruckt. Um Rohstoffe zu sparen, haben wir auf Folienverpackung verzichtet.

Wichtiger Hinweis

Die Gedanken, Methoden und Anregungen in diesem Buch stellen die Meinung bzw. Erfahrung der Verfasser dar. Alle Hinweise kommen aus der Praxis und wurden von den Autoren nach bestem Wissen erstellt und mit größtmöglicher Sorgfalt geprüft. Dennoch können nur Sie selbst in eigener Verantwortung entscheiden, ob die hier geäußerten Vorschläge und Ansichten auf Ihre Lebenssituation übertragbar und damit für Sie passend und hilfreich sind. Bitte lassen Sie sich ärztlich untersuchen, wenn Sie Beschwerden haben; dieses Buch kann keinen Ersatz für kompetenten medizinischen Rat bieten. Weder Autoren noch Verlag können für eventuelle Nachteile oder Schäden, die aus den im Buch gegebenen praktischen Hinweisen resultieren, eine Haftung übernehmen.

Unsere Garantie

Alle Informationen in diesem Ratgeber sind sorgfältig und gewissenhaft geprüft. Sollte dennoch einmal ein Fehler enthalten sein, schicken Sie uns das Buch mit dem entsprechenden Hinweis an unseren Leserservice zurück. Wir tauschen Ihnen den GU-Ratgeber gegen einen anderen zum gleichen oder ähnlichen Thema um.

Liebe Leserin und lieber Leser,

wir freuen uns, dass Sie sich für ein GU-Buch entschieden haben. Mit Ihrem Kauf setzen Sie auf die Qualität, Kompetenz und Aktualität unserer Ratgeber. Dafür sagen wir Danke! Wir wollen als führender Ratgeberverlag noch besser werden. Daher ist uns Ihre Meinung wichtig. Bitte senden Sie uns Ihre Anregungen, Ihre Kritik oder Ihr Lob zu unseren Büchern. Haben Sie Fragen oder benötigen Sie weiteren Rat zum Thema? Wir freuen uns auf Ihre Nachricht!

Wir sind für Sie da!
Montag–Donnerstag: 8.00–18.00 Uhr; Freitag: 8.00–16.00 Uhr
Tel.: 0180-5005054* *(0,14 €/Min. aus
Fax: 0180-5012054* dem dt. Festnetz/ Mobilfunkpreise
E-Mail: können abweichen.)
leserservice@graefe-und-unzer.de

P.S.: Wollen Sie noch mehr Aktuelles von GU wissen, dann abonnieren Sie doch unseren kostenlosen GU-Online-Newsletter und/oder unsere kostenlosen Kundenmagazine.

GRÄFE UND UNZER VERLAG
Leserservice
Postfach 86 03 13
81630 München

Ein Unternehmen der
GANSKE VERLAGSGRUPPE